乡村医生

中医实用手册

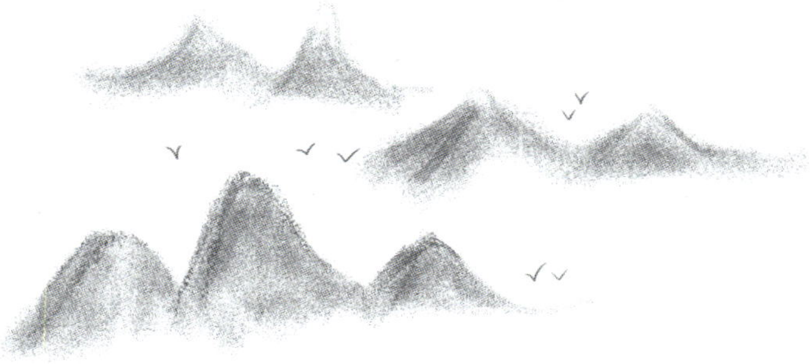

杨苗◎主编

中医古籍出版社
Publishing House of Ancient Chinese Medical Books

图书在版编目（CIP）数据

乡村医生中医实用手册 / 杨苗主编. — 北京：中医古籍出版社，2024.5

ISBN 978-7-5152-2636-1

Ⅰ. ①乡… Ⅱ. ①杨… Ⅲ. ①中医诊断学—手册②中医治疗法—手册 Ⅳ. ①R24-62

中国国家版本馆CIP数据核字（2023）第055664号

乡村医生中医实用手册
杨　苗　主编

策划编辑　李　淳
责任编辑　李美玲
封面设计　蔡　慧
出版发行　中医古籍出版社
社　　址　北京市东城区东直门内南小街 16 号（100700）
电　　话　010-64089446（总编室）010-64002949（发行部）
网　　址　www.zhongyiguji.com.cn
印　　刷　廊坊市靓彩印刷有限公司
开　　本　880mm×1230mm　1/32
印　　张　4.125
字　　数　108千字
版　　次　2024 年 5 月第 1 版　2024 年 5 月第 1 次印刷
书　　号　ISBN 978-7-5152-2636-1
定　　价　39.80 元

编委会

序

十分荣幸，受主编杨苗主任之邀为该书作序。

中医药是中华民族的瑰宝，护佑中华民族绵延不绝。从神农尝百草到扁鹊“四诊法”，再到张仲景写就《伤寒杂病论》，自古以来，中医药文化根植于祖国传统文化的沃土之中，根植于基层，根植于百姓之间。乡村医生是百姓身边24小时全天候的“健康守门人”，使百姓在家门口就能享受优质的中医药服务。

感谢主编及各位编委的辛勤付出，此书的出版，必将推动中医药事业的发展，造福百姓！

密云区卫生健康委员会党委书记、主任 王文军

2023年12月15日

前言

乡村百姓的健康和医疗是重要的民生问题，而健康保障也是乡村振兴的基础。乡村医生是最贴近乡村百姓的健康“守护人”，诞生于20世纪50年代，起初被叫作“赤脚医生”。最早的乡村医生多为家传或自学医学知识，未经系统学习、训练，而且由于当时生活条件所限，大部分人员并非“全职医务人员”，他们保持着“半农半医”的工作状态以维持生计。1968年9月《红旗》杂志发表了一篇题为《从“赤脚医生”的成长看医学教育革命的方向》的文章，作为当时国内最具政治影响力的杂志，其发表的这篇文章可以看出国家对于乡村医生工作的重视，就此也拉开了数十年对于乡村医生的医学教育、团队建设等提高乡村医生质量工作的帷幕。1985年卫生部（现国家卫生健康委员会）开始对这些“乡村医务人员”进行考核，经过考核、认定已达到医士水平者，称为乡村医生，而未通过考核的，都改称卫生员。其中很多人从农村卫生员、保健员、赤脚医生到乡村医生，为农村的医疗卫生事业做出了巨大贡献。新时代农村的社会经济环境发生了巨大变化，农村居民对医疗卫生服务需求不断提高，在新形势下乡村医生队伍如何取得更好的发展，不仅关系到农村居民的健康生活，更关系到农村社会的稳定与发展。

中医药是中华文明瑰宝，承载着千百年来中国人民同疾病作斗争的经验和理论知识，是经过长期的临床实践逐步形成的，在全民健康中发挥着重要作用。中医适宜技术指安全有效、成本低廉、简便易学的中医药技术，是祖国医药的重要组成部分，具有“简、便、验、廉、效”的特点。“简”指治疗方法简便易行，容易被广大基层卫生技术人员掌握和应用；“便”指诊疗过程省时方便；“验”指经过实践的检验；“廉”指医疗费用低廉，在经济上可以让更多人接受；“效”指确有其效，在诊断、治疗、康复和预防方面具有切实普遍的效果。中医适宜技术能够降低医疗成本，减少患者经济负担，对提高乡村医生服务质量、合理利用农村医疗资源、改善农村居民健康水平具有现实意义，具有在乡村广泛推广的价值。

多年来，北京市密云区医院承担着首都医科大学农村定向班和乡医班教学工作，通过调研区域内乡村患者常见病和多发病，针对这些疾病，组织专家研讨并整理出相应的中医适宜技术治疗方案，根据乡医实际需求，在适用、够用、通用的原则下，有的放矢，化繁为简，编写本实用手册，为乡村中医适宜技术的应用提供理论指导和技术规范。该手册内容简单易懂，操作方便易学，不仅适用于在校乡医班教学和“3+2”助理全科医师规范化培训，而且对现有不同年龄及文化程度差异较大的乡医从业者均适用；病种选取调研于密云乡村医生，故北京其他远郊区和河北周边山区的乡村医生亦适用，对其他地区的乡村医生也有较高的参考价值。

目录
CONTENTS

CH1 **第一章　操作方法 / 1**

第一节　穴位按摩 / 3

第二节　耳穴压丸 / 8

第三节　刮痧疗法 / 12

第四节　艾灸疗法 / 17

第五节　拔罐疗法 / 20

CH2 **第二章　常见病及治疗 / 25**

第一节　感　冒 / 27

第二节　慢性胃炎 / 30

第三节　呃　逆 / 32

第四节　腹　胀 / 34

第五节　便　秘 / 36

第六节　心　悸 / 40

第七节　失　眠 / 42

第八节　耳　鸣 / 45
第九节　慢性前列腺炎 / 48
第十节　面神经麻痹 / 51
第十一节　胁痛（肝气郁结型）/ 54
第十二节　偏头痛 / 56
第十三节　痹证——神经根型颈椎病 / 61
第十四节　痹证——肩周炎（风寒湿痹型）/ 64
第十五节　痹证——膝骨关节炎 / 68
第十六节　落　枕 / 71
第十七节　膀胱过度活动症（尿频）/ 75
第十八节　女性压力性尿失禁（咳嗽漏尿）/ 77

参考文献 / 79

附　录　穴位定位图 / 81

中医

第一章 操作方法

第一节　穴位按摩

一、概述

穴位按摩法，又称推拿法，是指通过特定手法作用于人体体表的特定部位或穴位的一种治疗方法，具有疏通经络、滑利关节、强筋壮骨、散寒止痛、健脾和胃、消积导滞、扶正祛邪等作用，可达到预防保健、促进疾病康复的目的。

二、常用按摩手法

❶ 揉法

用手指、掌根或大鱼际等部位，吸定于一定部位或穴位上，做轻柔缓和的环旋转动的方法，称为揉法。揉法分指揉法、掌根揉法、大鱼际揉法。

动作要领：

（1）肘关节微屈，腕关节放松。

（2）手法轻柔，动作协调而有规律，120 ~ 160 次 / 分钟。

临床应用：可用于全身各部。指揉法多用于穴位，掌根揉法多用于背、腰、臀、下肢等肌肉较丰厚处，大鱼际揉法主要用于头面、胸腹部及外伤初起处。

❷ 推法

用指、掌或肘部着力于人体一定穴位或部位上，进行单方向直线移动的方法，称为推法。推法分指推法、肘推法、掌推法。

动作要领：

（1）指、掌、肘紧贴体表。

（2）速度缓慢、均匀，用力要稳。

临床应用：适用于全身各个部位。

❸ 摩法

以手指指面或手掌掌面，附着在特定部位或穴位上，以腕关节为中心，连同前臂做有节律的环旋运动的方法，称为摩法。摩法分指摩法、掌摩法。

动作要领：

（1）腕关节放松，肘关节微屈，指、掌自然伸直，动作缓和而协调。

（2）手法轻柔，仅在皮肤上操作，不带动皮下组织，频率为 120 次 / 分钟。

临床应用：适用于全身各部，为胸腹、胁肋部按摩的常用手法。

❹ 擦法

用手掌掌面、大鱼际或小鱼际附着在特定部位上，进行直线来回推擦的方法，称为擦法。

动作要领：

（1）操作时腕关节伸直，手指自然伸开，以肩关节为支点，上臂主动带动手掌前后或上下往返移动。

（2）掌下压力不宜过大，推动幅度宜大，做直线往返操作，不可歪斜。

（3）用力宜稳，动作均匀，呼吸自然，不宜憋气，频率为 100 次 / 分钟。

（4）操作时应在治疗部位上涂抹介质（如红花油、麻油等）。

临床应用：掌擦法多用于胸胁、背、腹部，大鱼际擦法多用于四肢，小鱼际擦法多用于腰背部及下肢部。

5 拿法

拇指和其余四指相对用力，在特定的穴位、部位上进行节律性的捏提的方法，称为拿法。

动作要领：

（1）用力由轻而重。

（2）动作缓和连贯。

临床应用：适用于四肢、肩、颈等部位。

6 按法

用指、掌或肘在患者体表的一定穴位或部位上着力按压，按而留之的方法，称为按法。

动作要领：

（1）着力部位紧贴体表，不可移动，用力由轻到重。

（2）腹部施用此法时，应在患者呼气时向深部按压。

（3）按法常与揉法结合使用。

临床应用：适用于全身各部穴位，掌按法适用于腰、背、臀及下肢，肘按法主要用于肌肉丰厚处。

7 㨰法

小指掌指关节背侧着力，通过前臂的旋转和腕关节的屈伸运动，使着力部在治疗部位持续不断地来回滚动的方法，称为㨰法。

动作要领：

（1）沉肩、垂肘。

（2）频率为 120 ～ 160 次 / 分钟。

临床应用：主要适用于颈、肩、腰、背及四肢肌肉丰厚处，多用于治疗颈椎病、肩周炎、腰椎间盘突出症、腰肌劳损等病症。

❽ 拨法

以拇指或肘深按于治疗部位进行单向或往返移动的方法，称为拨法。

动作要领：

（1）用力由轻渐重，先按后拨。

（2）着力部位与肌腱、肌纤维、条索垂直。

（3）以上肢带动着力部位，掌指关节及指间关节不动。

临床应用：拇指拨法适用于肌腱、腱鞘等部位，肘拨法适用于臀部环跳穴等，多用于治疗颈椎病、肩周炎、腰背筋膜炎等。

❾ 抹法

用拇指罗纹面或掌面在治疗部位做上下或左右、直线或曲线移动的方法，称为抹法。抹法分指抹法、掌抹法。

动作要领：

（1）指掌面要紧贴治疗部位，不宜带动深部组织。

（2）用力均匀适中，动作灵活和缓。

（3）两手的速度要对称，宜缓不宜急。

临床应用：抹法可提神醒脑、镇静安神、美容保健，常用于治疗头痛、失眠、眼周疾病等。

三、适用范围

广泛适用，主要用于骨伤科、内科、妇产科、儿科、五官科等，同时也广泛应用于美容、减肥和医学保健。

四、禁忌

（1）诊断不明确的患者，特别是怀疑有骨折、脱位、脊髓损伤和骨病的患者。

（2）有出血倾向的患者。

（3）有精神类疾病不能与医生合作的患者。

（4）有严重心、肺、脑病患者及恶性肿瘤患者。

（5）需要治疗的部位皮肤有异常的患者，如局部有过敏、痈、疖等。

（6）各种传染性疾病。

（7）软组织损伤早期肿胀较重的部位。

（8）孕妇、经期妇女的腰骶部和腹部。

（9）醉酒、过饱、过饥、过度劳累的患者。

五、注意事项

（1）进行腰腹部按摩时，嘱患者先排空膀胱。

（2）嘱患者注意保暖。

（3）操作时选用适宜的手法和刺激强度，用力要均匀、柔和、持久，如患者有不适感，及时调整手法或停止操作。

第二节　耳穴压丸

一、概述

耳穴压丸疗法，是在耳针疗法的基础上发展起来的一种治疗方法。本法是将表面光滑近以圆球状或椭圆状的中药王不留行或磁珠贴附于大小为 0.6 cm × 0.6 cm 的小块胶布中央，用镊子夹住胶布，将其贴附在选用的耳穴上，使患者耳穴处感到酸、麻、胀、痛，或有灼热感的一种治疗方法。

二、耳穴的诊查

疾病发生时往往会在耳郭的相应区域出现不同的病理反应（阳性反应），如皮肤色泽、形态改变，局部压痛明显等。对这些病理反应进行诊查，既可以结合临床症状辅助诊断，又可以为拟定耳穴处方提供依据。常用的耳穴诊查方法有以下两种：

❶ 望诊法

在自然光线下，用肉眼或放大镜直接观察耳郭有无变形或变色等征象，如脱屑、丘疹、硬结、水疱、充血、色素沉积以及血管的形状、颜色变异等。

❷ 压痛法

用弹簧探棒、毫针针柄或棉签等，以均匀的压力，在与疾病相应的耳郭部位，从周围逐渐向中心探压，或自上而下、自外而内对整个耳郭进行普查。当探查至痛点时，患者会出现皱眉、眨眼、呼痛或躲闪等反应。

三、操作方法

❶ 准备

备齐用品，根据患者的实际情况做好解释工作。

❷ 定穴

医者一手持耳轮后上方，另一手持探棒、毫针针柄或棉签等由上而下在选区内寻找敏感点。（耳穴分布见图 1.1）

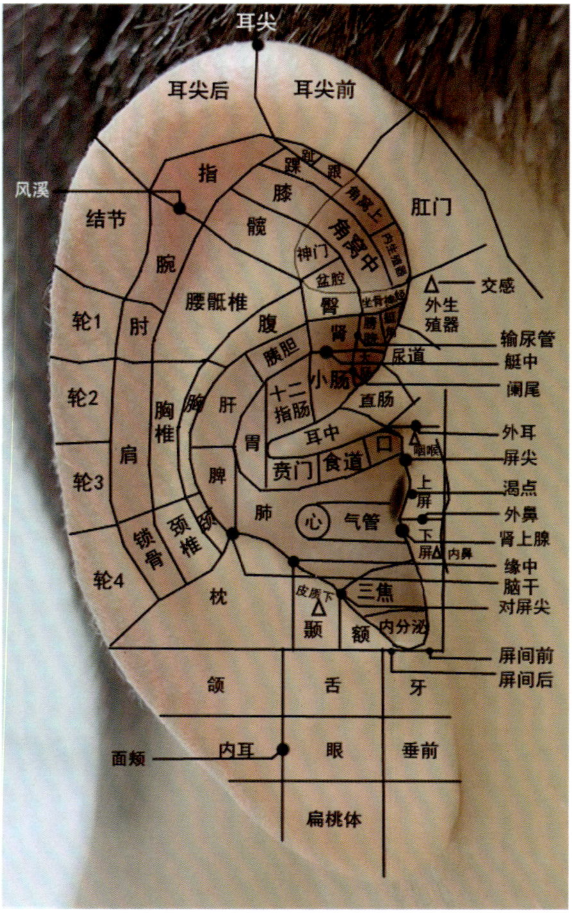

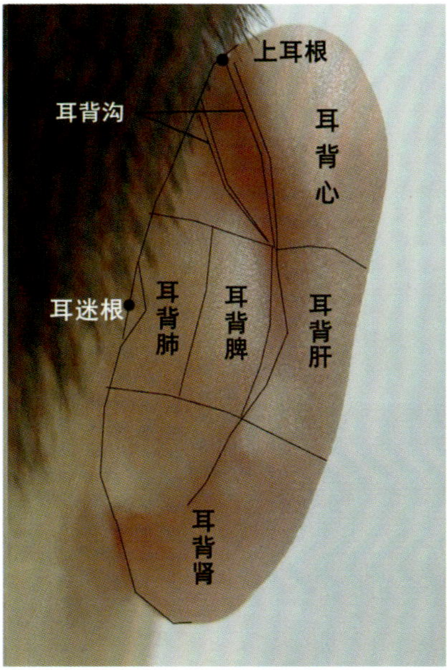

图1.1　耳穴图

❸ 耳郭消毒

用酒精或碘伏常规消毒，范围视耳郭大小而定，待干。

❹ 埋豆

医者一手固定耳郭，另一手用镊子夹取耳穴压丸贴片，再次核对穴位，将贴附有王不留行或磁珠的胶布对准耳穴贴紧，稍加压力并适度按压。

四、适用范围

❶ 疼痛性疾病

如各种扭挫伤等外伤性疼痛，头痛、肋间神经痛等神经性疼痛，手术后伤口痛及胃痛、胆绞痛等内脏痛。

❷ 功能紊乱性疾病

如胃肠神经官能症、心脏神经官能症、心律不齐、高血压、眩晕症、月经不调、神经衰弱等。

❸ 过敏及变态反应性疾病

如荨麻疹、哮喘、过敏性鼻炎、过敏性结肠炎、过敏性紫癜等。

❹ 内分泌代谢紊乱性疾病

如甲状腺功能亢进或减退、糖尿病、肥胖症、围绝经期综合征等。

❺ 其他

耳穴压丸还可用于美容、戒烟、延缓衰老、防病保健等方面。

五、禁忌

（1）严重器质性疾病或伴重度贫血者，不宜采用。

（2）外耳有湿疹、溃疡、冻疮破溃等，不宜采用。

（3）妊娠妇女、有习惯性流产史者，慎用。

六、注意事项

（1）操作前正确评估患者的状态，过于饥饿、疲劳、精神紧张者不宜立即进行。

（2）刺激强度视患者情况而定，一般儿童、年老体弱、神经衰弱的患者，刺激时手法不宜过强，并应尽量选用卧位。对初次接受耳穴压丸治疗者或精神紧张者，做好解释工作。

（3）教会患者自我按压耳穴的方法，每穴每次最少按压 30 下，每日 3 次。嘱患者自我按压时持续时间不能超过 1 分钟。

（4）患者自我按压有效的表现是局部酸、麻、胀、痛、灼热感等。对扭伤和肢体活动障碍的患者，压耳时，嘱患者适当活动患部，以增强疗效。

（5）平时注意防水。胶布沾水后容易脱落，故贴压耳穴后洗澡时应避免弄湿胶布。不宜游泳，以免胶布脱落，使治疗中断。湿热天气，耳穴压丸留置时间不宜过长，3 ～ 5 日即可。

七、常见不良反应及处理

（1）胶布过敏反应表现为被贴耳穴部位皮肤发红、发痒。对胶布过敏者，可缩短贴压时间并加压肾上腺、风溪穴。按压时切勿揉搓，以免造成皮肤感染。

（2）感染患者在接受耳穴压丸疗法后，如耳部皮肤出现炎症或冻伤，应及时去除胶布，终止治疗。局部肿胀或表皮溃烂者，应及时涂碘伏消毒。已感染者对症处理，严重者到医院就诊。

（3）治疗初期耳穴周围可能会有微痛，部分患者甚至会影响睡眠，这种情况可能会维持数日，适应后症状便会消失，无须处理。

第三节　刮痧疗法

一、概述

刮痧疗法是指应用特制的刮痧器具，在人体体表的腧穴、经络及特定部位进行刮拭，以达到防治疾病目的的治疗方法。刮痧疗法以中医经络皮部理论为基础，通过对十二皮部的良性刺激，达到疏通经络、行气活血、调整脏腑功能的作用。

二、刮痧器具及介质

❶ 刮痧器具

刮痧板是刮痧的主要器具，可在人体各部位使用。常见的刮痧板为水牛角和玉制品，还有以贝壳、木制品（如木梳），以及边缘光滑的瓷器片、小汤匙、铜钱等制成的刮痧器具。

❷ 刮痧介质

刮痧时涂抹在刮拭部位的润滑护肤增效制剂，如刮痧油、刮痧乳等。

三、持板方法

根据所选刮痧板的形状和大小，使用便于操作的持板方法。

一般为单手持板，将刮痧板置于掌心，一侧由拇指固定，另一侧由食指和中指固定，或由拇指以外的其余四指固定。刮痧时利用指力和腕力使刮痧板与皮肤之间夹角约 45° 为宜。

四、常用刮痧法

❶ 直线刮法

利用刮痧板的上下边缘在体表进行直线刮拭，右手持刮痧板，拇指放在刮痧板的一侧，食指和中指或四指放在刮痧板的另一侧，与体表呈45° 角，刮痧板薄的一面 1/3 或 1/2 与皮肤接触，利用腕力下压并向同一方向直线刮拭。

此法适用于身体比较平坦部位的经络和穴位，如背部、胸腹部和四肢部位。

❷ 角刮法

使用角形刮痧板或使刮痧板的棱角接触皮肤，与体表呈 45° 角，自上而下或由里向外刮拭。手法要灵活，不宜生硬，避免用力过猛而损伤皮肤。

此法适用于四肢关节、脊柱双侧经筋部位、骨突周围、肩部穴位，如风池、内关、合谷、中府等穴位。

❸ 点压法

点压法又称点穴手法。用刮痧板的边角直接点压穴位，力量逐渐加重，以患者能承受为度，保持数秒后快速抬起，重复操作 5 ～ 10 次。

此法适用于肌肉丰满处的穴位，或刮痧力量不能深达，或不宜直接刮拭的骨骼关节凹陷部位，如环跳、委中、犊鼻、水沟和背部脊柱棘突之间等。

❹ 按揉法

用刮痧板在体表经络穴位处做点压按揉，点下后做往返来回或顺逆旋转。操作时刮痧板应紧贴皮肤而不移动，每分钟按揉 50 ～ 100 次。

此法适用于太阳、曲池、足三里、内关、太冲、涌泉、三阴交等穴位。

❺ 拍打法

拍打法又称击打法、叩击法。握住刮痧板一端，利用腕力或肘部关节之活动，使刮痧板另一端平面在体表上进行有规律的击打，速度均匀，力度和缓。

此法适用于腰背部、前臂、腘窝及其以下部位。

五、刮痧次序

总原则：先头面后手足，先背腰后胸腹，先上肢后下肢，从内到外，逐步按顺序刮痧。

六、刮痧方向

总原则：由上向下，由内向外，单方向刮拭，尽可能拉长距离。

头部采用梳头法，由前向后；面部由正中向两侧，下颌向外上刮拭；胸部正中应由上向下，肋间则应由内向外；背部、腰部、腹部则应由上向下，逐步由内向外扩展；四肢宜向末梢方向刮拭。

七、刮痧时间

刮痧的时间包括每次治疗时间、刮痧间隔和疗程。

每个部位一般刮拭 20 ~ 30 次，通常一位患者选 3 ~ 5 个部位。局部刮痧一般 10 ~ 20 分钟，全身刮痧宜 20 ~ 30 分钟。

两次刮痧之间宜间隔 3 ~ 6 日，或以皮肤上痧退、手压皮肤无痛感为宜，若病情需要，或刮痧部位的痧斑未退，不宜在原部位进行刮拭，可另选其他相关部位进行刮痧。

急性病痊愈即止，慢性病一般以 7 ~ 10 次为 1 个疗程。

八、刮痧后处理

❶ 正常情况处理

（1）刮痧后应用干净纸巾、毛巾或消毒棉球将刮拭部位的刮痧介质擦拭干净。

（2）刮痧过程中产生的酸、麻、胀、痛、沉重等感觉，均属正常反应。

（3）刮痧后皮肤出现潮红、紫红等颜色变化，或出现粟粒状、丘疹样斑点，或片状、条索状斑块等形态变化，并伴有局部热感或轻微疼痛，都是刮痧的正常反应，数日后即可自行消失，一般不需要进行特殊处理。

（4）刮痧结束后，最好饮一杯温开水，休息 15 ~ 20 分钟。

❷ 异常情况处理

（1）晕刮。若出现头晕、目眩、心慌、冷汗、面色苍白、恶心欲吐，甚至神昏仆倒等晕刮现象，应立即停止刮痧，使患者呈头低脚高平卧位，饮用一杯温开水或温糖水，并注意保温，或用刮痧板点按患者百会、人中、内关、足三里、涌泉等穴。

（2）皮肤损伤的处理。若出现皮肤损伤，应立即停止操作。损伤部位皮肤应进行局部消毒处理，用无菌敷料覆盖，保持干燥。

九、适用范围

❶ 内科疾病

头痛、头晕、失眠、发热、胃痛、腹痛、便秘、腹泻、中暑、痹证、痿证、面瘫、哮喘、中风后遗症、胁痛、呃逆、疲劳、肥胖等。

❷ 外科疾病

落枕、颈痛、肩痛、背痛、腰痛、腿痛、膝关节痛、足跟痛、静脉曲张等。

❸ 妇科疾病

痛经、月经不调、带下病、闭经等。

❹ 皮肤科疾病

黄褐斑、痤疮、荨麻疹等。

❺ 五官科疾病

耳鸣、耳聋等。

十、禁忌

（1）严重心脑血管疾病、肝肾功能不全、全身浮肿、极度虚弱或消瘦者。

（2）有出血倾向的疾病，如严重贫血、血小板减少性紫癜、白血病、血友病等。

（3）急性骨髓炎、结核性关节炎、传染性皮肤病、烧伤、体表肿瘤、皮肤溃烂，或急性外伤创伤部位。

（4）精神分裂症、抽搐等不能配合进行刮痧者。

（5）醉酒、过饥、过饱、过度疲劳者。

（6）孕妇的腹部、腰骶部。

（7）眼睛、口唇、舌体、耳孔、鼻孔、乳头、肚脐、前后二阴，以及大血管显现处等部位。

十一、注意事项

（1）刮痧治疗时应注意室内保暖，尤其是在冬季，应避免感受风寒；夏季刮痧时应避免风扇、空调直吹刮拭部位。

（2）刮痧后不宜立即食用生冷食物，出痧后30分钟以内不宜洗澡。

（3）年迈体弱者、儿童、对疼痛较敏感的患者宜用轻刮法刮拭。

（4）凡肌肉丰满处（如背部、臀部、胸部、腹部、四肢）宜用刮痧板的横面（薄面、厚面均可）刮拭。对一些关节处、四肢末端、头面部等肌肉较少、凹凸较多的部位宜用刮痧板的棱角刮拭。

（5）下肢静脉曲张或下肢肿胀者，宜采用逆刮法，即由下向上刮拭。

第四节　艾灸疗法

一、概述

艾灸疗法又称灸法，是用艾绒或其他药物经燃烧产生热力，熏灼或温熨体表穴位或特定部位，通过经络的调整作用，达到温阳补气、消瘀散结、健身防病功效的治疗方法。

艾灸是中国古老的医术之一，曾在历史上广泛应用，是我国传统医学的宝贵遗产。

二、施灸的原料

艾灸的疗效很大程度上取决于原料的质量。艾草，别名艾蒿、灸草，香气浓烈，辛温易燃，具有祛寒、通经作用，多用作灸料，这就是“艾灸”的由来。

干燥的艾叶经过反复的晒、捶、碎、筛等加工流程后，做成细软的艾绒，用作艾灸所需的主要原料。艾绒便于搓捏成各种规格的艾炷，易于燃烧，且热力温和，穿透力强。

三、艾条灸

艾条灸，也称艾卷灸，是把艾绒制作成艾条，在腧穴或患病处进行熏烤的艾灸方法。临床上常用的艾条灸，有温和灸、雀啄灸、回旋灸三种方法。

❶ 温和灸

温和灸是一种火力较弱、刺激较小的温和灸法，操作起来最简单，因此最常用。施灸时，将艾条一端点燃，对准腧穴或患处，距离皮肤约 2 ~ 3 cm 处进行烤灸，使局部有温热感而无灼痛为宜，一般每处灸 3 ~ 15 分钟，直至皮肤出现红晕。

❷ 雀啄灸

施灸时，将点燃的艾条对准腧穴或患处，像鸟雀啄食一样，一上一下移动施灸，每次灸 3 ~ 15 分钟，直至皮肤出现红晕。雀啄灸热感较强，适用于感冒、急性疼痛、高血压、小儿急慢性疾病、胎位不正等。

❸ 回旋灸

将点燃的艾条对准腧穴或患处，向左右方向移动，或反复地旋转烤灸。回旋灸热感较广，适用于患部面积大的病症，如神经性皮炎、牛皮癣、带状疱疹、骨性关节炎等。

四、艾炷灸

艾炷分为大、中、小不同的规格，临床应用时，艾炷的大小并非固定不变，可根据病情调整。艾炷灸可分为直接灸和间接灸两大类。

❶ 直接灸

直接灸又称“着肤灸”，是将大小适宜的艾炷，直接放在皮肤上施灸的方法，临床上分为瘢痕灸和无瘢痕灸。瘢痕灸是指将皮肤烫伤化脓，愈后留有瘢痕者；无瘢痕灸则指以局部皮肤充血、红晕，不灼伤皮肤，灸后不留瘢痕者。

❷ 间接灸

间接灸又称隔物灸，是在施灸时用药物或其他材料隔在艾炷与皮肤之间。常用的间隔物有姜、蒜、盐、附子饼等。

（1）隔姜灸：把鲜生姜切成厚约 0.3 cm 的薄片，中间用针刺数孔通气，然后置于施灸部位，将艾炷点燃放在姜片上施灸。当艾炷燃尽后，换炷再灸，直至皮肤发热潮红。此法适用于一切虚寒性疾患。

（2）隔蒜灸：将鲜大蒜切成厚约 0.3 cm 的薄片，灸法同上。此法适用于疮毒、痈疽初起、肺痨等病症。

（3）隔盐灸：用干燥的食盐填敷肚脐，然后用艾炷施灸。此法有回阳、救逆以及固脱之效，临床多用于寒性腹痛、中风脱证等。

（4）隔附子饼灸：将附子研粉，以黄酒或沸水调和成附子饼，中间扎孔，上面放艾柱施灸。此法温阳补火，适用于肾阳虚衰的寒冷痼疾等。

五、艾灸的作用

1 温经散寒

艾灸能温通经脉，驱散寒邪，适用于风寒湿痹及寒邪所致的胃痛、腹痛、泄泻等症。

2 扶阳固脱

艾灸能温阳补虚，补中益气，适用于虚脱、昏厥、脱肛、阴挺等症。

3 活血化瘀

艾灸能行气活血，消瘀散结，适用于瘀血、痛经、瘰疬等症。

4 预防保健

艾灸也常被称为“保健灸”，能温养气血，防病保健，强身益寿。

六、注意事项

（1）内有实热、阴虚发热者，不宜灸。

（2）孕妇腹部和腰骶部，不宜灸。

（3）皮肤破溃处，不宜灸。

（4）颜面、五官、关节活动部位和有大血管处，不宜采用瘢痕灸。

（5）施灸后，如局部皮肤出现小水疱，注意不要擦破，数日后可自行吸收而愈；水疱大者，可用消毒毫针刺破水疱，放出水液，或用消毒注射器抽取水液，局部涂以甲紫。

第五节　拔罐疗法

一、概述

拔罐疗法是一种以罐为工具的中医疗法，它利用燃火、抽气等方法产生负压，使罐具吸附于体表，造成局部瘀血，从而达到通经活络、行气活血、消肿止痛、祛风散寒等医疗及保健作用。在中国，拔罐疗法有着悠久的历史，早在西汉时期的帛书《五十二病方》中就有类似于后世火罐疗法的相关记载。在国外，拔罐疗法也曾在古希腊、古罗马时代盛行。

二、罐的种类

目前拔罐常用的罐具种类较多，有角罐、竹罐、陶罐、玻璃罐、抽气罐等。其中，玻璃罐为临床常用罐类，其规格多样、质地透明、吸拔力强、方便观察罐内皮肤变化情况。

三、罐的吸附方法

火罐法是利用燃烧的热力排出空气、形成负压使罐具吸附在皮肤上的方法。具体操作如下：

❶ 闪火法

操作时，一手拿镊子或止血钳等工具，夹住 95% 的酒精棉球点燃，在火罐内绕 1 ~ 3 圈后迅速抽出（切记勿将罐口烧灼，以免烫伤皮肤），然后立即将罐扣在应拔部位上。此法较安全，是临床常用的拔罐方法。

❷ 投火法

将燃着的酒精棉球或易燃纸片点燃后投入罐内，并迅速将罐扣在应拔的部位上。此法多用于身体侧面横向拔罐。

❸ 贴棉法

将蘸有酒精的脱脂棉片贴在罐中下段或底部，点燃后迅速扣在应拔的部位上。注意棉片不宜太厚，蘸取酒精不宜过多，以防贴棉脱落或酒精流溢造成烫伤。此法多用于身体侧面横向拔罐。

❹ 滴酒法

先把 95% 酒精在罐内滴几滴，沿罐内壁旋转摇匀，用火点燃后迅速将罐扣在应拔的部位上。注意酒精不宜过多，以免酒精流溢造成灼伤。

此外，还有适用于竹罐的煮罐法，适用于抽气罐的抽气法等。

四、拔罐的运用方法

❶ 留罐

留罐法又称“坐罐法”，适用于多数疾病。拔罐后将罐留置 5 ~ 20 分钟。罐大吸拔力强则应适当减少留罐时间，以免起疱。

❷ 闪罐

将罐拔住后又立即取下，反复吸拔多次，至皮肤潮红为度。闪罐大多采用火罐法，且所用的罐不宜过大。此法多用于局部皮肤麻木、疼痛或功能减退性疾病。

❸ 走罐

走罐法又称“推罐法”。操作时需选口径较大、罐口平滑厚实的玻璃罐，先在罐口或走罐所经皮肤上涂以润滑油，将罐吸附好后，以手握住罐底，然后上下、左右或循经往返移动，至皮肤潮红、充血为度。此法适用于病变范围较大、肌肉丰厚而平整的部位，如背部脊柱的两旁、下肢股四头肌处、腰骶部、腹部及肩关节等。

五、起罐的方法

起罐时用一手夹住火罐向一侧倾斜，另一只手将火罐口旁边的皮肤按压一下，使罐口和皮肤之间形成空隙，让空气进入罐内即可将其取下。如果罐吸附力过强，切不可硬拔或旋转，以免损伤皮肤。

六、适用范围

拔罐疗法具有通经活络、祛风散寒、行气活血、消肿止痛等作用。其适用范围较广，常用于颈肩腰腿痛、关节痛、软组织闪挫扭伤等局部病症，也可用于外感咳嗽、哮喘、头痛、消化不良、泄泻、月经不调、痛经等病症，以及目赤肿痛、麦粒肿、丹毒、疮疡初起未溃等外科病症。

七、禁忌

（1）急性严重疾病、接触性传染病、严重心脏病、心力衰竭。

（2）皮肤过敏、传染性皮肤病，以及皮肤肿瘤(肿块)部位、皮肤溃烂部位。

（3）血小板减少性紫癜、白血病及血友病等出血性疾病。

（4）心尖区、体表大动脉搏动处及静脉曲张处。

（5）精神分裂症、抽搐、高度神经质及不能合作者。

（6）急性外伤性骨折、中度和重度水肿部位。

（7）瘰疬、疝气及活动性肺结核。

（8）眼、耳、口、鼻等五官孔窍部位。

（9）醉酒、过饱、过饥、过渴、过劳者。

（10）妊娠妇女及婴幼儿慎用。

八、注意事项

（1）拔罐前应充分暴露应拔部位，有毛发者宜剃去，操作部位应注意防止感染。

（2）选好体位，嘱患者体位应舒适，局部宜舒展、松弛，勿移动体位，以防罐具脱落。

（3）走罐时应用力均匀，以防止火罐漏气脱落。

（4）留罐时间为 5 ～ 20 分钟，老年、儿童、体质虚弱及初次接受拔罐者，拔罐数量宜少，留罐时间宜短。

（5）起罐操作时不可硬拉或旋转罐具，否则会引起疼痛，甚至损伤皮肤。

（6）拔罐手法要熟练，动作要轻、快、稳、准。用于燃火的酒精棉球，不可吸含酒精过多，以免拔罐时滴落到患者皮肤上而造成烧烫伤。若不慎出现烧烫伤，按外科烧烫伤常规处理。

（7）燃火伸入罐内的位置，以罐口与罐底的外 1/3 与内 2/3 交界处为宜。

（8）拔罐过程中如果出现拔罐局部疼痛，处理方法有减压放气、立即起罐等。

（9）拔罐过程中若出现头晕、胸闷、恶心欲呕、肢体发软、冷汗淋漓，甚者瞬间意识丧失等晕罐现象，处理方法是立即起罐，使患者呈头低脚高卧位，必要时可饮用温水或温糖水等。密切注意血压、心率变化，严重时按晕厥处理。

（10）若起疱，应按常规消毒、抗感染的方法进行处理。

中医

第二章

常见病及治疗

第一节 感　冒

一、概述

感冒是感受触冒风邪或时行病毒，引起肺卫功能失调，出现鼻塞、流涕、喷嚏、头痛、恶寒、发热、全身不适等主要临床表现的一种外感疾病。感冒为常见多发病，一年四季均可发病，以冬春季为多。感冒有普通感冒与时行感冒之分，普通感冒相当于西医学的普通感冒、上呼吸道感染，时行感冒相当于西医学的流行性感冒。

感冒是否发生取决于正气与邪气两方面的因素，一是正气能否御邪，二是邪气能否战胜正气，即感邪的轻重。

感冒的病位在肺卫，其基本病机是外邪影响肺卫功能，导致卫表不和，肺失宣肃，尤以卫表不和为主要方面。卫表不和，故见恶寒、发热、头痛、身痛、全身不适等症；肺失宣肃，故见鼻塞、流涕、喷嚏、喉痒、咽痛等症。

拔罐、刮痧治疗感冒有一定的疗效。

二、辨证分型

❶ 风寒

恶风寒，发热轻，鼻塞，流清涕，无汗，头痛身重，口渴，咽痒或咳嗽声重，咳痰清稀，舌苔薄白，脉浮紧。

❷ 风热

发热重，微恶风寒，或有汗出，鼻塞，流黄涕，咽喉肿痛，口干，微渴，头痛，咳嗽，咳黄痰，舌苔薄黄，脉浮数。

3 暑湿

身热不扬，微恶风寒，汗出而热不解，鼻流浊涕，胸闷脘痞，呕恶纳差，头身沉重而痛，倦怠乏力，或眩晕心烦，口中黏腻，渴不多饮，小便短赤，大便不爽，舌苔薄黄而腻，脉濡数。

4 气虚

恶寒发热，或热势不盛，头痛鼻塞，倦怠无力，气短懒言，舌淡，苔薄白，脉浮无力。

三、治疗方法

本病应先除外传染性疾病。

1 拔罐治疗

（1）用走罐法沿背部膀胱经上下往返推动火罐，上至大杼，下至大肠俞。

（2）火罐吸附的强度和走罐的速度以患者能耐受为度，以使其循行部位的皮肤潮红、充血为度。

（3）留罐于大椎穴，10 分钟后起罐。

（4）隔日治疗 1 次。

辨证治疗

风寒证配风门、肺俞。

风热证配曲池、尺泽。

暑湿证配中脘。

气虚证配足三里、气海。

2 刮痧治疗

用刮痧板蘸刮痧油刮项背，自风池向下，再从背脊两旁由上向下，刮时用力要均匀，刮到出现紫色出血点为止。

四、注意事项

（1）室内温度、湿度要适宜。

（2）清淡饮食，充分饮水，少吃辛辣油腻、生冷之品。

（3）避免熬夜，多卧床休息，保证充足睡眠。

（4）劳逸结合，循序渐进地进行体育运动。

常用经络穴位

背部膀胱经：沿肩胛内侧（大杼穴始），夹脊旁，沿背中线旁 1.5 寸，下行至腰部。

大杼：在背部，第 1 胸椎棘突下，旁开 1.5 寸。（附图 43）

大肠俞：在腰部，第 4 腰椎棘突下，旁开 1.5 寸。（附图 59）

大椎：在后背正中线上，第 7 颈椎棘突下凹陷中。（附图 44）

风门：在背部，第 2 胸椎棘突下，旁开 1.5 寸。（附图 45）

肺俞：在背部，第 3 胸椎棘突下，旁开 1.5 寸。（附图 51）

曲池：在肘横纹外侧端，屈肘，当尺泽与肱骨外上髁连线中点。（附图 23）

尺泽：在肘横纹中，肱二头肌腱桡侧凹陷中，微屈肘取穴。（附图 24）

中脘：在上腹部，前正中线上，当脐上 4 寸。（附图 35）

足三里：在小腿外侧，取坐位屈膝，取犊鼻，自犊鼻向下 4 横指处，距胫骨前缘 1 横指。（附图 69）

气海：在下腹部，前正中线上，当脐下 1.5 寸。（附图 38）

风池：在项部，当枕骨之下，与风府相平，胸锁乳突肌与斜方肌上端之间的凹陷处。（附图 18）

操作视频

第二节　慢性胃炎

一、概述

慢性胃炎以胃脘部疼痛为主症，是由于胃气阻滞、胃络瘀阻、胃失所养、不通则痛导致的以上腹胃脘部发生疼痛为主的一种脾胃病证，可兼有胃脘部胀满、痞闷、嗳气、吐酸、纳呆、胁胀、腹胀等。

按摩与耳穴压丸治疗慢性胃炎有一定的疗效。

二、辨证分型

❶ 肝气郁结

胃脘胀满，攻撑作痛，窜及两胁，食后胀痛愈甚，嗳气频繁，食少反酸，胸闷，多因情志不畅而加重，苔薄白，脉弦。

❷ 气滞血瘀

胃痛反复发作，痛如针刺，痛有定处，疼痛拒按，或伴呕血，或伴黑色软便，舌紫暗，或有瘀斑，脉涩。

❸ 脾胃虚寒

胃脘隐痛，喜温喜按，饥饿痛甚，得食痛减，遇寒加重，得温痛减，腹胀纳差，畏寒肢冷，神疲乏力，面白无华，大便稀溏，舌质红，苔白，脉虚弱或沉迟无力。

三、治疗方法

❶ 穴位按摩

（1）背部：按揉脾俞、胃俞各 2 ~ 3 分钟。

（2）腹部：摩中脘 3 分钟。

（3）下肢：按梁丘、足三里各 2 ~ 3 分钟。

辨证治疗

肝气郁结：按揉肝俞 3 分钟，擦两胁 3 分钟。

气滞血瘀：按揉天枢 3 分钟，按揉梁丘、足三里、上巨虚各 2 ~ 3 分钟。

脾胃虚寒：摩关元 3 分钟。

❷ 耳穴压丸治疗

选穴：肝、脾、胃、三焦、交感、神门、内分泌、皮质下。

四、注意事项

（1）避免刺激性食物，如烈性酒、浓茶、浓咖啡等。

（2）避免长期精神紧张，保持精神愉悦。

（3）慎用、忌用对胃黏膜有损伤的药物。

常用经络穴位

脾俞：在背部，第 11 胸椎棘突下，旁开 1.5 寸。（附图 55）

胃俞：在背部，第 12 胸椎棘突下，旁开 1.5 寸。（附图 56）

中脘：在上腹部，前正中线上，当脐上 4 寸。（附图 35）

梁丘：在大腿前面，屈膝，当髂前上棘与髌底外侧端的连线上，髌底上 2 寸。（附图 66）

足三里：在小腿外侧，取坐位屈膝，取犊鼻，自犊鼻向下 4 横指处，距胫骨前缘 1 横指。（附图 69）

肝俞：在背部，第 9 胸椎棘突下，旁开 1.5 寸。（附图 54）

天枢：在腹部，横平脐中，前正中线旁开 2 寸。（附图 41）

上巨虚：在小腿前外侧，在犊鼻下 6 寸，距胫骨前缘 1 横指。（附图 73）

关元：在下腹部，前正中线上，脐下 3 寸处。（附图 39）

操作视频

第三节 呃 逆

一、概述

呃逆是指胃气上逆动膈，以气逆上冲、喉间呃呃连声、声短而频、令人不能自止为主要临床表现的病证。

呃逆的病位在膈，病变关键脏腑为胃，并与肺、肝、肾有关。胃居膈下，肺居膈上，膈居肺胃之间，肺胃均有经脉与膈相连；肺气、胃气同主降，若肺胃之气逆，皆可使膈间气机不畅，逆气上出于喉间，而生呃逆。产生呃逆的主要病机为胃气上逆动膈。

呃逆的发病与饮食不当、情志不遂、受凉等有关。本病常伴胸膈痞闷、胃脘嘈杂灼热、嗳气等症。

其治则为理气和胃，降逆止呃。胃中寒冷者，治以温中祛寒；胃火上逆者，治以清胃泻热；气郁痰阻者，治以降气化痰；正气亏虚者，治以温补脾胃。穴位按摩与拔罐治疗呃逆有一定的疗效。

二、治疗方法

如患者合并有肢体运动障碍或者是言语异常，需检查头颅以明确是否有器质性病变。

❶ 穴位按摩

（1）头面部：按揉攒竹 2 分钟。

（2）胸腹部：按揉膻中半分钟；在腹部施以顺时针摩法，以中脘为中心，3 分钟。

（3）四肢：按揉内关 3 分钟。

（4）背部：以推法推背部两侧膀胱经 3 分钟，按揉膈俞、脾俞、胃俞，每穴各 1 分钟。

（5）体侧：擦两胁，以透热为度。

❷ 拔罐治疗

选穴：膈俞、脾俞、胃俞、膻中、中脘、足三里。

三、注意事项

（1）避免不良情志刺激，少思静养，保持平静。

（2）饮食有规律有节制，细嚼慢咽，不偏食偏嗜，忌辛辣油腻之品。

（3）起居忌贪凉，注意保暖，室内温度适宜。

常用经络穴位

攒竹：在面部，当眉头凹陷中，眶上切迹处。（附图 12）

膻中：在胸部前正中线上，平第 4 肋间，两乳头连线之中点。（附图 33）

中脘：在上腹部，前正中线上，当脐上 4 寸。（附图 35）

内关：在腕横纹上 2 寸，掌长肌腱与桡侧腕屈肌腱之间。（附图 27）

膈俞：在背部，第 7 胸椎棘突下，旁开 1.5 寸。（附图 53）

脾俞：在背部，第 11 胸椎棘突下，旁开 1.5 寸。（附图 55）

胃俞：在背部，第 12 胸椎棘突下，旁开 1.5 寸。（附图 56）

足三里：在小腿外侧，取坐位屈膝，取犊鼻，自犊鼻向下 4 横指处，距胫骨前缘 1 横指。（附图 69）

操作视频

第四节 腹　　胀

一、概述

腹胀是指脘腹部发生胀满不适的一种症状，多由脾胃素虚、饮食不节、运化失健，或肝气郁结、肠胃积热、瘀血停滞等所致，常伴胁肋胀满、食欲不振、嗳腐吞酸。急、慢性肝炎，慢性胃炎多有上述症状。

穴位按摩、艾灸、耳穴压丸治疗腹胀有一定的疗效。

二、治疗方法

本病需先去医院消化科就诊，排除器质性疾病，如肝硬化、慢性肝炎、腹部肿瘤、腹水等疾病，此类疾病不适宜推拿按摩、艾灸、耳穴压丸等治疗。

❶ 穴位按摩

（1）让患者取俯卧位，轻柔地推按膀胱经，点按大肠俞、三焦俞、脾俞以及胃俞，时间共 5 分钟。

（2）顺时针方向摩揉腹部 2 分钟。

（3）按揉足三里 2 分钟。

❷ 艾灸治疗

温和灸天枢、足三里、上巨虚。用点燃的艾条在距皮肤 3 ～ 5 cm 处施灸，灸 5 ～ 15 分钟，以感到施灸处温热、舒适为度，每日灸 1 次。

❸ 耳穴压丸治疗

选穴：脾、三焦、交感、皮质下、大肠。

三、注意事项

（1）适度活动，以散步、慢跑为宜。

（2）改变不良饮食结构，七分饱为宜，清淡饮食，多食用新鲜蔬菜和水果等富含维生素、纤维素的食物，减少肉类、脂肪类、豆类及甜品食物，避免食用辛辣油炸食品，忌烟酒。

（3）调节情志，保持心情愉悦。

常用经络穴位

大肠俞：在腰部，第 4 腰椎棘突下，旁开 1.5 寸。（附图 59）

三焦俞：在腰部，第 1 腰椎棘突下，旁开 1.5 寸。（附图 57）

脾俞：在背部，第 11 胸椎棘突下，旁开 1.5 寸。（附图 55）

胃俞：在背部，第 12 胸椎棘突下，旁开 1.5 寸。（附图 56）

足三里：在小腿外侧，取坐位屈膝，取犊鼻，自犊鼻向下 4 横指处，距胫骨前缘 1 横指。（附图 69）

天枢：在腹部，横平脐中，前正中线旁开 2 寸。（附图 41）

上巨虚：在小腿前外侧，犊鼻下 6 寸，距胫骨前缘 1 横指。（附图 73）

操 作 视 频

第五节　便　　秘

一、概述

中医认为便秘的病位在大肠，因大肠传导功能失常所致，亦与肝、脾、肺、肾等脏腑关系密切。大肠的传导功能需要阳气推动及津液濡润。如气机失调，津液不足，则传导功能失常，腑气不通，导致便秘。

二、辨证分型

❶ 热秘

大便干，小便短赤，面红身热，或有腹部胀痛，口干口臭，舌红，苔黄燥，脉滑数。

❷ 气秘

大便不硬，欲便不得，嗳气频作，胁腹痞满，纳食减少，苔薄，脉弦。

❸ 气虚秘

大便干结，或不甚干结，虽有便意，但无力排出，伴汗出气短，神疲乏力，面色淡白无华，体倦懒言，舌淡，苔白，脉弱。

❹ 血虚秘

大便干结，排出困难，面色萎黄，头晕心悸，乏力，舌淡，苔白，脉细。

⑤ 冷秘

大便艰涩，排出困难，小便清长，腹中冷痛，喜热怕冷，四肢不温，腰膝酸冷，舌淡，苔白，脉沉迟。

三、治疗方法

本病需先去医院消化科就诊，排除器质性疾病，如结直肠肿瘤、肠腔梗阻或狭窄、肛裂、内痔、直肠脱垂、肛周脓肿等疾病，此类疾病不适宜中医推拿按摩等治疗。

① 摩腹

患者需先排空膀胱，仰卧在病床上接受医治。医生将手心搓热，用手掌顺时针按摩患者腹部，每次 10 ~ 15 分钟。

此法采用腹部按摩的方法，通过手部按压和刺激，改善胃肠道功能，促使胃肠正常蠕动，从而起到通便作用。

禁忌证：肠道肿瘤、皮肤破溃、妇女妊娠期、血管瘤等。

② 穴位按摩

按揉天枢、中脘、关元、足三里、上巨虚、支沟、大肠俞，每穴 2 分钟。

辨证治疗

热秘：可按揉合谷（孕妇慎用）、内庭，每穴 2 分钟。

气秘：可按揉太冲，2 分钟。

气虚秘：可按揉脾俞、气海，每穴 2 分钟。

血虚秘：可按揉脾俞、三阴交（孕妇慎用），每穴 2 分钟。

冷秘：神阙（隔姜灸）。

③ 耳穴压丸治疗

主穴：大肠、直肠、交感、皮质下。

配穴：热秘加穴位三焦，气秘加穴位肝，气虚秘加穴位脾，血虚秘加穴位心、脾，冷秘加穴位脾、肾。

四、注意事项

（1）注意调整饮食结构，多吃富含膳食纤维的食物，增加纤维素和水分的摄入，尽量定时定量吃饭，不要吃太多辛辣重口味的食物，不要大量饮酒。

（2）建立良好的排便习惯，每日主动排便，控制排便时间，建议在晨起或早餐后 2 小时内尝试排便，排便时间不能太长，尽量改掉如厕读书、看手机的习惯。

（3）适当加强身体锻炼，老年人的锻炼方式以轻量、适度为宜，可选散步、太极、做操等运动。

（4）避免大量或长期服用泻药，部分蒽醌类泻药有药物性肝损伤风险，需定期监测肝功能。

常用经络穴位

天枢：在腹部，横平脐中，前正中线旁开 2 寸。（附图 41）

中脘：在上腹部，前正中线上，当脐上 4 寸。（附图 35）

关元：在下腹部，前正中线上，在脐下 3 寸。（附图 39）

足三里：在小腿外侧，取坐位屈膝，取犊鼻，自犊鼻向下 4 横指处，距胫骨前缘 1 横指。（附图 69）

上巨虚：在小腿前外侧，犊鼻下 6 寸，距胫骨前缘 1 横指。（附图 73）

支沟：在前臂背侧，阳池穴与肘尖的连线上，腕背横纹上 3 寸，尺骨与桡骨之间。（附图 22）

大肠俞：在腰部，第 4 腰椎棘突下，旁开 1.5 寸。（附图 59）

合谷：在手背，第 1、2 掌骨间，当第 2 掌骨桡侧的中点处。（附图 20）

内庭：在足背部，第 2、3 趾间，趾蹼缘后方赤白肉际处。（附图 80）

太冲：在足背侧，当第 1、2 跖骨结合部之前凹陷处。（附图 79）

脾俞：在背部，第 11 胸椎棘突下，旁开 1.5 寸。（附图 55）

气海：在下腹部，前正中线上，当脐中下 1.5 寸。（附图 38）

三阴交：在小腿内侧，足内踝尖上 3 寸，胫骨内侧缘后方。（附图 74）

神阙：在腹中部，脐中央。（附图 37）

操作视频

第六节 心　　悸

一、概述

心悸是由于外感或内伤等因素，导致全身气血阴阳亏虚，心失所养，或痰饮瘀血阻滞，心脉不畅，从而引起患者以自觉心中悸动，惊惕不安，甚则不能自主为主要临床表现的一种病证。

心悸的病位主要在心，一般由于心神失养、心神动摇、悸动不安等引起，但其发病与脾、肾、胆等脏腑功能失调相关，比如思虑过度、劳倦伤脾，气血生化不足，心血亏虚，心神失养则心悸；脾失健运，痰湿内生，蒙蔽心神，心神不安而发病；肾阴不足，不能上制心火，或肾阳亏虚，心阳失于温煦，引起心肾不交，从而发生心悸。

治疗应定悸安神。心虚胆怯者，治以镇惊定志，养心安神；心血不足者，治以补血益气，养心安神；阴虚火旺者，治以滋阴降火，养心安神；心阳不振者，治以温补心阳，安神定悸；心血瘀阻者，治以活血通络，宁心安神。

推拿和耳穴压丸治疗对于防治心悸有一定的作用。

二、治疗方法

一旦发生心悸，应立即到医院急诊或心内科就诊，病情稳定后可以适当配合中医推拿按摩和耳穴压丸治疗。

❶ 穴位按摩

治法：调心、安神、定悸。

取穴：膻中、内关、心俞、肾俞、神门等。

手法：一指禅推法、摩法、按揉法、擦法。

操作：患者取仰卧位，术者以一指禅推法于膻中穴施术（或拇指按揉法）2 ~ 3 分钟，拇指按揉两侧内关、神门各 1 ~ 2 分钟。患者取俯卧位，术者以一指禅推法于心俞、肾俞施术各 1 ~ 2 分钟。

❷ 耳穴压丸治疗

选穴：心、神门、交感、皮质下 、肾、肝、胆、脾等。

三、注意事项

（1）忌食辛辣刺激性食品，忌食肥甘厚腻之品，戒烟忌酒，限制茶、咖啡等饮品。

（2）重视情志护理，避免情志刺激。

（3）心悸可由多种疾病引起，在穴位按摩和耳穴压丸治疗的同时，应积极查找原发病，针对病因进行治疗。

（4）在器质性心脏病出现心衰倾向时，应及时采用综合治疗措施，以免延误病情。

常用经络穴位

膻中：在胸部前正中线上，平第 4 肋间，两乳头连线之中点。（附图 33）

内关：在腕横纹上 2 寸，掌长肌腱与桡侧腕屈肌腱之间。（附图 27）

心俞：在背部，第 5 胸椎棘突下，旁开 1.5 寸。（附图 52）

肾俞：在腰部，第 2 腰椎棘突下，旁开 1.5 寸。（附图 58）

神门：在腕部，腕掌侧横纹尺侧端，尺侧腕屈肌腱的桡侧凹陷处。（附图 26）

操 作 视 频

第七节 失　　眠

一、概述

失眠是以睡眠时间、深度不够，不能消除疲劳、恢复体力和精力为特征的一种疾病。中医称“不寐”，多由情志失常、禀赋不足、饮食不节、思虑劳倦等原因，导致机体阴阳失交，阴虚不能纳阳，阳盛不能入阴，使神不守舍或心神失养而失眠。中医认为失眠病位主要在心，并且与肝、脾、肾等脏腑也有着密切的关系。

二、辨证分型

❶ 肝郁化火

入睡困难，性情急躁易怒，口渴喜饮，目赤口苦，小便短赤，大便秘结，舌红，苔黄，脉弦数。

❷ 心脾两虚

多梦易醒，心悸健忘，头晕目眩，神疲乏力，面色少华，舌淡，苔薄白，脉细弱。

❸ 心肾不交

入睡困难，心悸多梦，头晕耳鸣，腰膝酸软，五心烦热，舌红，少苔，脉细数。

❹ 痰热内扰

入睡困难，痰多，胸闷，呕恶嗳气，伴有头重目眩，口苦，舌红，苔黄腻，脉滑数。

三、治疗方法

患者如存在焦虑症、抑郁症、精神分裂等精神疾病应先专科完善检查及治疗。

❶ 穴位按摩

按揉内关、神门、三阴交（孕妇慎用）、安眠穴，每穴 2 分钟。

辨证治疗

肝郁化火：可按揉风池、阳陵泉、太冲、行间，每穴 2 分钟。

心脾两虚：可按揉心俞、脾俞，每穴 2 分钟。

心肾不交：可按揉太溪、心俞、肾俞，每穴 2 分钟。

痰热内扰：可按揉丰隆、中脘、内庭，每穴 2 分钟。

❷ 耳穴压丸治疗

主穴：内分泌、神门、交感、皮质下、枕。

配穴：肝郁化火者加穴位肝，心脾两虚者加穴位心、脾，心肾不交者加穴位心、肾，痰热内扰者加穴位胃。

四、注意事项

（1）晚餐不宜食过饱，睡前不建议喝浓茶和咖啡。

（2）睡前避免从事兴奋和紧张的活动。

（3）睡眠环境安静，避免周围噪音。

（4）注意原发病，如高血压、疼痛等疾病亦会引起失眠，应积极治疗原发病。

（5）某些药物（甲状腺素、阿托品）也会导致兴奋而引起失眠，注意药物作用。

常用经络穴位

内关：在腕横纹上 2 寸，掌长肌腱与桡侧腕屈肌腱之间。（附图 27）

神门：在腕部，腕掌侧横纹尺侧端，尺侧腕屈肌腱的桡侧凹陷处。（附图 26）

三阴交：在小腿内侧，足内踝尖上 3 寸，胫骨内侧缘后方。（附图 74）

安眠：在项部，当翳风穴与风池穴连线的中点。（附图 7）

风池：在项部，当枕骨之下，与风府相平，胸锁乳突肌与斜方肌上端之间的凹陷处。（附图 18）

阳陵泉：在小腿外侧，腓骨小头前下方凹陷处。（附图 70）

太冲：在足背侧，第 1、2 跖骨结合部之前凹陷处。（附图 79）

行间：在足背侧，第 1、2 趾间，趾蹼缘后方赤白肉际处。（附图 78）

心俞：在背部，第 5 胸椎棘突下，旁开 1.5 寸。（附图 52）

脾俞：在背部，第 11 胸椎棘突下，旁开 1.5 寸。（附图 55）

太溪：在足内侧，内踝后方，内踝尖与跟腱之间的凹陷处。（附图 76）

肾俞：在腰部，第 2 腰椎棘突下，旁开 1.5 寸。（附图 58）

丰隆：在小腿前外侧，外踝尖上 8 寸，条口外，距胫骨前缘 2 横指（中指）。（附图 72）

中脘：在上腹部，前正中线上，当脐上 4 寸。（附图 35）

内庭：在足背部，第 2、3 趾间，趾蹼缘后方赤白肉际处。（附图 80）

操 作 视 频

第八节 耳 鸣

一、概述

耳鸣以耳内鸣响，如蝉、如潮，甚至妨碍听觉为主要症状。耳鸣的发生常与外感风邪、情志失调、年老体弱、久病等因素有关。本病病位在耳，肾开窍于耳，少阳经入于耳中，所以本病与肾、肝、胆关系密切。

二、辨证分型

❶ 实证

耳鸣实证多因外感风邪壅遏清窍，或肝胆火盛循经上扰清窍所致。耳鸣声响大，多呈低音调。

外感风邪者开始多有感冒风邪的症状，继之突发耳鸣，常伴头痛恶风，发热口干，舌红，苔薄白或薄黄，脉浮数。

肝胆火盛者耳鸣每于郁怒之后突然发作或加重，常兼有耳部胀闷，伴头痛或者眩晕，口苦，咽干，易怒，大便秘结，舌质红，苔黄，脉弦数。

❷ 虚证

耳鸣虚证多因肾精亏虚、耳窍失养所致，耳鸣时作时止，如蝉鸣，按之鸣声减弱，经常在劳累后加剧，常伴有头晕，遗精，舌红，少苔，脉细。

三、治疗方法

本病应先去专科就诊，除外头颅、血管等器质性疾病引起的耳鸣。

❶ 穴位按摩

按揉相应穴位，以患者有酸胀感为宜，每穴 1 分钟。

辨证治疗

实证

选穴：听会、翳风、中渚、侠溪。

方义：手、足少阳经脉均入于耳中，取翳风和听会疏导少阳的经气，以中渚泻三焦之火而清耳窍、清泻肝胆之火，取侠溪泻肝胆之火。

虚证

选穴：太溪、肾俞、听宫、翳风。

方义：太溪、肾俞均能补肾填精，使精气上荣于耳；听宫为手太阳经与手、足少阳经的交会穴而气通耳内，是治疗耳疾的要穴，与手少阳经的翳风相配有导少阳经气、宣通耳窍之妙用。

❷ 耳穴压丸治疗

选穴：肾、肝、胆、三焦、皮质下、内耳、外耳。

四、注意事项

（1）以上方法治疗耳鸣有一定的疗效，但对于鼓膜损伤、听力完全丧失者效果不佳。

（2）引起耳鸣的原因十分复杂，在治疗中应当明确诊断，配合原发病治疗。

（3）治疗期间应注重生活规律和精神的调节。要调整情绪，避免劳累，还需节制房事，避免使用耳毒性药物。

常用经络穴位

听会：在面部，当耳屏间切迹的前方，下颌骨髁状突的后缘，张口有凹陷处。（附图 1）

翳风：在耳垂后方，当乳突与下颌角之间的凹陷处。（附图 2）

中渚：在手背部，当环指本节（掌指关节）的后方，第 4、5 掌骨间凹陷处。（附图 19）

侠溪：在足背外侧，第 4、5 趾间，趾蹼缘后方赤白肉际处。（附图 77）

太溪：在足内侧，内踝后方，内踝尖与跟腱之间的凹陷处。（附图 76）

肾俞：在腰部，第 2 腰椎棘突下，旁开 1.5 寸。（附图 58）

听宫：在面部，耳屏前，下颌骨髁状突的后方，张口时呈凹陷处。（附图 3）

操 作 视 频

第九节　慢性前列腺炎

一、概述

慢性前列腺炎指由各种病因引起的前列腺组织的慢性炎症，是泌尿外科最常见的疾病，可分为细菌性和非细菌性两种类型。本病属中医学“白浊”“精浊”“淋浊”等范畴，其发生常与思虑过度、饮食不节、房劳太过等因素有关。本病病位在下焦，与脾、肾、膀胱关系密切，基本病机是脾虚精微下渗，肾虚失于固摄，膀胱泌别功能失职。主要症状为尿频，尿道口有时会有白色黏液溢出，或见排尿困难，严重者可伴有遗精、早泄甚至出现血精，射精时疼痛，以及下腰部、会阴部和阴囊部的疼痛。

二、辨证分型

❶ 湿热下注

尿频、尿急、尿痛，尿道口有时会出现白色浊液溢出，还可伴见口干口苦，前列腺有明显压痛，舌红，苔黄腻，脉滑数。

❷ 脾虚气陷

尿不尽、尿后余沥，尿色白，伴见劳累后症状加重，以及头晕耳鸣，心悸气短，面色少华，自汗出，舌淡，苔薄白，脉细弱。

❸ 肾气不足

尿滴沥不尽，伴见头晕耳鸣，腰膝酸软，性功能障碍，舌淡，苔薄白，脉细弱。

三、治疗方法

❶ 穴位按摩

按揉相应穴位，以患者有酸胀感为宜，每穴 1 分钟。

选穴：关元、气海、太溪、三阴交。

方义：关元为任脉和足三阴经的交会穴，可交通阴阳，清利小便；气海可培补元气；太溪为肾经原穴，与关元配伍使用可补益肾气；三阴交是足三阴经的交会穴，可调理肝、脾、肾，以达到通便的功效。

辨证治疗

湿热下注：按揉中极、水道以清利湿热。

脾虚气陷：按揉脾俞以补益脾气。

肾气不足：按揉肾俞、复溜以补肾利尿。

❷ 耳穴压丸治疗

选穴：心、脾、肝、肾、膀胱、三焦、外生殖器。

❸ 艾灸治疗

脾虚气陷和肾气不足者，还可加用灸法以益气温阳，取关元、气海、三阴交、中极、水道、足三里、阴陵泉进行温和灸治疗。

操作方法：将点燃的艾条对准腧穴约 2 ～ 3 cm 处进行烤灸，使局部有温热感而无灼痛为宜，一般每穴 3 ～ 5 分钟，使皮肤红润为度。

四、注意事项

（1）慢性前列腺炎是一种较顽固的疾病，需坚持长期治疗。

（2）平素注意防寒保暖，少吃或不吃刺激性食物，禁酒，在治疗期间宜节制房事。

（3）不要做太剧烈的运动，以免造成前列腺的充血、水肿，使不适的症状加重。

常用经络穴位

关元：在下腹部，前正中线上，当脐下 3 寸。（附图 39）

气海：在下腹部，前正中线上，当脐下 1.5 寸。（附图 38）

太溪：在足内侧，内踝后方，内踝尖与跟腱之间的凹陷处。（附图 76）

三阴交：在小腿内侧，足内踝尖上 3 寸，胫骨内侧缘后方。（附图 74）

中极：在下腹部，前正中线上，当脐下 4 寸。（附图 40）

水道：在下腹部，脐中下 3 寸，距前正中线 2 寸。（附图 42）

脾俞：在背部，第 11 胸椎棘突下，旁开 1.5 寸。（附图 55）

肾俞：在腰部，第 2 腰椎棘突下，旁开 1.5 寸。（附图 58）

复溜：正坐垂足或仰卧位，在太溪上 2 寸，当跟腱之前缘处取穴。（附图 75）

足三里：在小腿外侧，取坐位屈膝，取犊鼻，自犊鼻向下 4 横指处，距胫骨前缘 1 横指。（附图 69）

阴陵泉：在小腿内侧，胫骨内侧髁后下方的凹陷中。（附图 71）

操作视频

第十节　面神经麻痹

一、概述

面神经麻痹属中医“面瘫”“口僻”等范畴，一般表现为口眼㖞斜、额纹消失、抬眉无力、眼睑闭合不全、鼓腮漏气、吃饭存食等。病因多种，临床上根据病变的发生部位分为中枢性面瘫和周围性面瘫。中医认为本病发病多因机体正气不足，脉络空虚，卫外不固，风寒或风热乘虚侵袭，以致经气阻滞，经筋失养，经筋功能失调，筋肉纵缓不收而发病。

面部按摩能舒缓面部肌肉，疏通经络气血，促进面部血液循环，使经络疏通，百病皆治。

二、治疗方法

本病需要完善头部 CT、MRI 等检查，排除患者脑血管意外等疾患。

❶ 穴位按摩

按推阳白，按揉太阳、合谷（孕妇慎用）、四白，按颊车并按推地仓至颊车，按揉推牵正，按揉翳风。每穴 3 分钟，共 21 分钟，每日 1 次，6 次为 1 个疗程，连续治疗 3 个疗程，疗程之间间隔 1 日。

（1）按推阳白：阳白先使用按法，再使用推法，从下向发际推按。

（2）按揉太阳：太阳用按揉法治疗。

（3）按揉四白：四白用按揉法治疗。

（4）按推颊车、地仓：颊车先用按法治疗，再从地仓到颊车方向用推法治疗。

（5）按揉推牵正：牵正先用按法、揉法治疗，再从下向上用推法治疗。

（6）按揉翳风：翳风用按揉法治疗。

（7）按揉合谷：合谷用按揉法治疗。

❷ 耳穴压丸治疗

选穴：神门、面颊、口、眼、肝、脾、皮质下。

三、注意事项

（1）指导并鼓励患者照镜子做抬眉、闭眼、皱眉、耸鼻、鼓腮、露齿、吹口哨或者吹气球等动作，每个动作持续 3 ~ 5 秒，做完所有动作为 1 组，每次 30 组，约 15 分钟，每日 2 ~ 3 次。

（2）对眼睑外翻或流泪的患者，给予消炎眼药，预防感染。夜间睡觉时可在患侧眼睛使用无菌纱布外敷，用胶布来固定，同时嘱咐患者避免长时间用眼与强光照射，外出时最好佩戴墨镜，大风天气尽量不外出活动。

（3）饮食宜清淡并且富含营养，以增强神经营养作用；进食后应用温水漱口，以保持口腔清洁，避免细菌滋生。

（4）在疾病的初期，部分患者因担心自己患的是脑血管疾病而产生恐惧心理，部分患者因对自己颜值要求高而产生焦虑心理，对于这些患者，医生要向患者讲解本病的发展特点和预后情况，疏导患者的不良情绪，及时、耐心地鼓励患者战胜疾患，使其了解该病与脑血管疾病的区别，消除不良情绪，积极、乐观地面对疾病，增加战胜疾病的信心，从而有利于疾病的康复。

（5）嘱患者外出注意避风寒，避免睡觉时正对风口、风扇、空调出风口直吹并且注意温度，温度不宜太低。

常用经络穴位

阳白：在前额部，当瞳孔直上，眉上 1 寸。（附图 13）

太阳：在颞部，眉梢与目外眦之间，向后约 1 横指的凹陷处。（附图 4）

四白：在面部，瞳孔直下，当眶下孔凹陷处。（附图 14）

颊车：在面颊部，下颌角前上方约 1 横指（中指），当咀嚼时咬肌隆起，按之凹陷处。（附图 9）

地仓：在面部，口角外侧，上直对瞳孔。（附图 15）

牵正：在面颊部，耳垂前方 0.5 ~ 1 寸。（附图 8）

翳风：在耳垂后方，当乳突与下颌角之间的凹陷处。（附图 2）

合谷：在手背，第 1、2 掌骨间，当第 2 掌骨桡侧的中点处。（附图 20）

操作视频

第十一节　胁痛（肝气郁结型）

一、概述

胁指侧胸部，即由腋以下至第 12 肋软骨部分的统称，故胁痛系指一侧或两侧胁肋疼痛为主要表现的病证。本病常因气滞、血瘀、湿热、实火及肝之阴阳不足致肝络不畅，气血失养所致。

二、治疗方法

本病需先完善相关检查，明确诊断，除外带状疱疹等相关疾病。

❶ 穴位按摩

肝气郁结型宜以疏肝理气为主：患者取仰卧位，按摩腹部任脉，用右手的掌根从天突至神阙轻柔地推 2 分钟，然后用大拇指点按膻中 1 分钟，使食道之浊气下降。接着用大拇指点按天突、璇玑、华盖各 1 分钟，接着用拇指按揉上脘、中脘、建里、气海各 1 分钟，最后用两手掌按摩两胁 2 分钟。

❷ 耳穴压丸治疗

选穴：取胰胆、十二指肠、肝、神门、交感、大肠等各反应区中最敏感点。

三、注意事项

（1）饮食提倡低脂、清淡、易消化食物，少食多餐，忌食辛辣、油腻之品。

（2）重视情志调节，避免不良情志刺激，保持心情愉悦。

（3）加强疾病常识宣传，帮助患者正确对待疾病，消除紧张与恐惧心理。

（4）起居有常，避免熬夜，防止过度疲劳。

（5）适当进行体育锻炼，循序渐进，强身健体，慎防外邪。

常用经络穴位

天突：在颈部，当前正中线上，胸骨上窝中央。（附图 30）

神阙：在腹中部，脐中央。（附图 37）

膻中：在胸部前正中线上，平第 4 肋间，两乳头连线之中点。（附图 33）

璇玑：在胸部，当前正中线上，胸骨上窝中央下 1 寸。（附图 31）

华盖：在胸部，当前正中线上，平第 1 肋间。（附图 32）

上脘：在上腹部，前正中线上，脐上 5 寸。（附图 34）

中脘：在上腹部，前正中线上，脐上 4 寸。（附图 35）

建里：在上腹部，前正中线上，脐上 3 寸。（附图 36）

气海：在下腹部，前正中线上，脐下 1.5 寸。（附图 38）

操作视频

第十二节 偏 头 痛

一、概述

偏头痛是一种临床常见的原发性头痛类型，以反复发作的一侧或两侧搏动性头痛为主要表现，发作时可伴有恶心呕吐，面色苍白，心率、呼吸增快，胃肠道功能紊乱等症状。

本病属于中医学“头痛”“头风”“偏头风”等范畴，与外感六淫以及饮食、情志、久病体虚等因素有关。无论是外感还是内伤原因，凡导致头部经络功能失常、气血失和、经脉不畅或头窍失养等，均可导致偏头痛。

偏头痛的诊断需要除外其他疾病引起的头痛，需进行血压、血常规、脑电图、脑脊液、颅脑 CT 或 MRI 和相应的五官科检查等，从而与颅内占位性病变、颅脑外伤、脑血管意外及其他各类脑病和青光眼、鼻窦炎等五官科疾病等所致的头痛相鉴别。

二、辨证分型

偏头痛属于中医内伤头痛的范畴，要先确定是发作期还是缓解期，再进行辨证。发作期多以实证或本虚标实为主，多见寒凝、肝风、肝阳、痰浊、瘀血等；缓解期多以本虚为主，多见气血不足和肝肾亏虚等。

❶ 寒凝肝脉

多见于发作期，常因感受寒邪而诱发，头痛较剧烈，呈掣痛状，疼痛部位多在巅顶，伴面色发青，呕吐清水痰涎，甚至四肢厥冷，或兼见口唇青紫，舌质暗淡或青紫，苔薄白，脉沉细弦。

治法：温经散寒，活血通络。

❷ 肝阳上亢

多见于发作期，头痛常于郁怒或劳累后突然出现，一侧较重或两侧跳痛或胀痛，伴头晕目眩，常常波及巅顶，或伴面红，眼目抽痛，心烦易怒，失眠，或兼胁肋胀痛，口干口苦，尿赤，便秘，舌红绛，苔薄黄，脉弦或弦数。

治法：平肝潜阳，息风止痛。

❸ 风痰上扰

多见于发作期，常因情志不遂、饮食不节等诱发，头痛突然发作，休作无常，头部昏痛或胀痛，头重如裹，胸脘满闷，恶心，呕吐痰涎，口淡食少或口中黏腻，大便不爽，舌体胖大，苔白腻，脉弦滑。

治法：息风化痰，通络止痛。

❹ 瘀血阻络

发作期和缓解期均可见到，病程日久，头痛反复，多呈刺痛状，痛处固定不移，妇女行经色暗或夹血块，面色晦滞，口唇紫暗，舌紫暗，有瘀点或瘀斑，脉细涩。

治法：活血化瘀，通络止痛。

❺ 气血不足

多见于缓解期，症见头痛隐隐，反复发作，劳累后加重，伴见心悸失眠，食少纳呆，倦怠乏力，或自汗气短，面色苍白，舌淡，苔薄白，脉沉细而弱。

治法：益气养血，息风止痛。

❻ 肝肾亏虚

多见于缓解期，头痛隐隐且空，时轻时重，常伴有眩晕，腰膝酸软，遗精带下，耳鸣，五心烦热，口干，舌红少苔，脉弦细或细数。

治法：滋肝养肾，益髓止痛。

三、治疗方法

❶ 穴位按摩

主要适用于偏头痛的发作期。

（1）拿揉颈部：患者取坐位。医生立于患者侧后方，一手扶住患者的额头固定，另一手在项部两侧肌群做拿法、揉法，放松颈部两侧的肌群，手法不宜过重，以患者自觉局部有酸胀感为宜。

（2）抹前额：患者取仰卧位。医生坐于其头端方凳上，两手食指、中指和无名指自印堂至神庭做抹法。在做抹法时，不要用力按压局部，速度不宜过快。本法可用于各种头痛，尤以治疗前额痛为佳。

（3）按揉穴位：按揉相应穴位，以患者有酸胀感为宜，每穴1分钟。

近端取穴：印堂、太阳、百会、四神聪、风池、头维、角孙等穴。

远端取穴：合谷（孕妇慎用）、曲池、足三里、行间等穴。

辨证治疗

寒凝肝脉：按揉涌泉。

肝阳上亢：按揉两侧太冲、涌泉。

风痰上扰：用摩法作用于腹部治疗，约3分钟；按揉中脘、天枢、胃俞、脾俞、丰隆。

瘀血阻络：按揉头部痛点约2分钟，手法需柔和；按揉膈俞、血海、三阴交（孕妇慎用）。

❷ 耳穴压丸治疗

选穴：颞、枕、额、结节、神门、皮质下。

四、注意事项

（1）治疗偏头痛时要查明原因，尤其要排除器质性疾病。

（2）推拿治疗头痛时，手法应轻柔，避免在头面部使用暴力和蛮力，以避免造成损伤。

（3）偏头痛患者在治疗期间，可适当参加体育锻炼，避免过度劳累，注重情志调畅。

常用经络穴位

印堂：在额部，两眉头的中间。（附图 10）

神庭：在头部，当前发际正中直上 0.5 寸。（附图 11）

太阳：在颞部，当眉梢与目外眦之间，向后约 1 横指的凹陷处。（附图 4）

百会：在头部，前发际正中直上 5 寸。（附图 16）

四神聪：在头部，当百会穴前后左右各 1 寸，共 4 个穴位。（附图 17）

风池：在项部，当枕骨之下，与风府相平，胸锁乳突肌与斜方肌上端之间的凹陷处。（附图 18）

头维：在头侧部，额角发际上 0.5 寸，头正中线旁 4.5 寸。（附图 5）

角孙：在头部，折耳郭向前，当耳尖直上入发际处。（附图 6）

合谷：在手背，第 1、2 掌骨间，第 2 掌骨桡侧的中点处。（附图 20）

曲池：在肘横纹外侧端，屈肘，当尺泽与肱骨外上髁连线中点。（附图 23）

足三里：在小腿外侧，取坐位屈膝，取犊鼻，自犊鼻向下 4 横指处，距胫骨前缘 1 横指。（附图 69）

行间：在足背侧，第 1、2 趾间，趾蹼缘后方赤白肉际处。（附图 78）

涌泉：在足底部，卷足时足前部凹陷处，约当第 2、3 趾趾缝纹头端与足跟连线的前 1/3 与后 2/3 交点上。（附图 81）

太冲：在足背侧，当第 1、2 跖骨结合部之前凹陷处。（附图 79）

中脘：在上腹部，前正中线上，脐上 4 寸。（附图 35）

天枢：在腹部，横平脐中，前正中线旁开 2 寸。（附图 41）

脾俞：在背部，第 11 胸椎棘突下，旁开 1.5 寸。（附图 55）

胃俞：在背部，第 12 胸椎棘突下，旁开 1.5 寸。（附图 56）

丰隆：在小腿前外侧，当外踝尖上 8 寸，条口外，距胫骨前缘 2 横指（中指）。（附图 72）

膈俞：在背部，第 7 胸椎棘突下，旁开 1.5 寸。（附图 53）

血海：在大腿内侧，屈膝，髌底内侧端上 2 寸，当股四头肌内侧头的隆起处。（附图 65）

三阴交：在小腿内侧，当足内踝尖上 3 寸，胫骨内侧缘后方。（附图 74）

操 作 视 频

第十三节　痹证——神经根型颈椎病

一、概述

神经根型颈椎病是颈椎退变引起的神经根病变，是颈椎病中最常见的一种类型。其发病与年龄、性别、职业、睡姿、受凉、外伤、长期伏案工作等有关。

神经根型颈椎病属于中医学“痹证”“项痹”等范畴。中医学认为其急性期病机多属于寒湿痹阻。寒主收引，易伤阳气，机体感受风寒湿邪，邪气阻滞经脉，导致颈部筋脉痉挛拘急，发为疼痛、麻木、活动受限，风性善行数变，故可放射至四肢，引起四肢麻木。因此，治疗此病主要以祛风散寒、通络止痛为主。

二、治疗方法

❶ 穴位按摩

（1）患者取坐位，医生站其身后。

（2）一手轻扶患者前额，一手拨颈项阿是穴、风池、颈夹脊、肩井等穴，每穴1分钟。

（3）依次点揉风池、颈夹脊、大椎、肩井、天宗、阿是穴等穴位，每穴1分钟。

（4）擦斜方肌，约5分钟。

（5）揉拿松筋：在颈部、肩部、上背部施用揉法或拿法，约5分钟，改善颈部肌肉的血液循环，缓解肌肉痉挛。

治疗时应注意操作顺序为从上到下，由内而外，从健侧到患侧，力量由小到大，层次由浅至深，使颈部、肩部、上背部充分放松。可询问患者疼痛的部位，然后对这些痛点稍用力按揉。按揉时要持久、有力、均匀、柔和、深透，切忌用力过猛，避免按伤肌肉。整个按摩过程时间维持在 15 分钟左右。

❷ 艾灸治疗

患者取坐位或俯卧位，头轻度前屈，暴露颈肩部，嘱患者放松颈项肩部肌肉，点燃艾条，在风池、肩井、阿是穴做温和灸，每穴 3 ~ 5 分钟，或温灸器灸，每次施灸 10 ~ 40 分钟，以局部灼热潮红但不起疱为度，每日灸 1 次。

❸ 刮痧治疗

患者取坐位，充分暴露项背部，涂刮痧油，每个部位刮拭 20 ~ 30 次。先从后发际正中向下刮至大椎穴，再从风池穴向肩峰方向刮拭，肩背部由上向下、由内向外刮拭肩胛冈和斜方肌周围，刮拭 10 ~ 20 分钟。

❹ 耳穴压丸治疗

选穴：颈、颈椎、肩、指、肘、肝、肾、神门、枕、耳尖、皮质下。

❺ 拔罐治疗

取穴：颈夹脊、大椎、肩井、肩髃、天宗。

操作：在项背部行闪罐法后拔罐，留罐 5 ~ 20 分钟。

三、注意事项

（1）避免受凉受潮。

（2）改变不良姿势和习惯。

（3）颈部锻炼：用毛巾紧贴后颈部，然后双手向前牵拉毛巾，头颈部则向后用力，互相对抗 5 次。

常用经络穴位

风池：在项部，当枕骨之下，与风府相平，胸锁乳突肌与斜方肌上端之间的凹陷处。（附图 18）

肩井：在肩上，当大椎与肩峰端连线的中点。（附图 46）

肩髃：在三角肌区，肩峰外侧缘前端与肱骨大结节两骨间凹陷中。（附图 48）

大椎：在后背正中线上，第 7 颈椎棘突下凹陷中。（附图 44）

天宗：在肩胛区，肩胛冈下缘中点与肩胛骨下角连线上 1/3 与下 2/3 交点凹陷中。（附图 50）

操 作 视 频

第十四节 痹证——肩周炎（风寒湿痹型）

一、概述

肩关节周围炎（简称“肩周炎”），又称“漏肩风”“冻结肩”“肩凝症”“五十肩”等。本病是以肩部疼痛、痛处固定和肩关节活动受限为主的一种常见疾病，临床上多见于50岁左右的成年人。

本病的形成，多因年老体虚，气血不足，筋失濡养，或因汗出当风，睡卧露肩，感受风寒湿邪，经脉拘急，以及慢性劳损或外来暴力所致的急性损伤（气血瘀滞）未做彻底治疗等因素导致。

艾灸、穴位按摩、拔罐、刮痧等治疗肩周炎有一定的疗效。治疗以温经活血、通络止痛为主。取穴以手太阳、手阳明经腧穴为主。

二、治疗方法

外伤的患者不适合推拿按摩治疗。

治疗前需除外内脏疾病，如肺、心、胆囊、胃、胰腺导致的肩痛，还要除外肿瘤转移、肩袖损伤导致的肩痛。如果治疗后临床症状无改善，尽快至医院就诊治疗。

❶ 艾灸治疗

患者取坐位或侧卧位，暴露颈肩部。嘱患者放松颈项肩部肌肉，点燃艾条，以局部阿是穴、风门、大椎、曲池、手三里为主，做温和灸，每穴3～5分钟，以局部灼热潮红，但不起疱为度，每日或隔日灸1次。

❷ 穴位按摩

选穴：肩井、肩髃、肩髎、肩前、肩贞、局部阿是穴、天宗、曲池、手三里、合谷（孕妇慎用）等穴。

患者取坐位。医师站于患侧，以一手托住患者上臂使其微外展，另一手施以如下手法：按揉肩井、肩髃、肩髎、肩前、肩贞、局部阿是穴等穴，以酸胀为度，重点在压痛明显处，并拿捏上臂部的曲池、手三里、合谷等穴。每穴约 1 分钟。

❸ 拔罐治疗

拔罐治疗肩周炎常选用的穴位有：肩井、肩髃、肩前、肩贞、天宗等穴位和肩部阿是穴。进行闪罐或留罐治疗，隔日治疗 1 次。

❹ 刮痧治疗

选穴：肩髃、肩贞、臂臑、曲池、外关、手三里、阿是穴。

刮拭顺序：先刮肩部的肩髃、肩贞、肩部阿是穴，再刮上臂三角肌下臂臑穴，然后刮上臂的曲池、手三里、外关。

刮拭方法：泻法。在刮痧部位涂抹适量刮痧油。刮拭肩部时，遇关节部位不可强力重刮，先分别刮拭肩髃、肩贞、肩部阿是穴，宜用刮板角部，以出痧为度。再刮上臂三角肌下臂臑穴，宜重刮，由上向下刮。最后刮上臂外侧，由曲池经手三里至外关穴，由上至下，用刮板角部刮拭，中间不停顿，30 次，以出痧为度。

三、注意事项

（1）进行适当的肩部功能锻炼，要持之以恒，循序渐进。

（2）注意防寒保暖，避免肩部受凉，以免加重病情，影响治疗效果。

（3）纠正不良姿势，对于长期持续伏案、双肩经常处于外展工作的人，应注意调整姿势，避免长期不良姿势造成慢性劳损和积累性损伤。

（4）注意容易引起继发性肩周炎的相关疾病，如糖尿病、颈椎病、肩部和上肢损伤、胸部外科手术以及神经系统疾病。患有上述疾病的人要密切观察是否产生肩部疼痛症状、肩关节活动范围是否减小，并应开展肩关节的主动运动和被动运动，以保持肩关节的活动度。

（5）对健侧肩积极预防。已发生肩周炎的患者，除积极治疗患侧外，还应对健侧进行预防。

（6）运用手法时视患者年龄、体质、耐受能力与有无禁忌需轻重得法，高龄、体质弱、耐受力差与重度骨质疏松患者慎用重手法。

常用经络穴位

风门：在背部，第 2 胸椎棘突下，旁开 1.5 寸。（附图 45）

大椎：在后背正中线上，第 7 颈椎棘突下凹陷中。（附图 44）

曲池：在肘横纹外侧端，屈肘，当尺泽与肱骨外上髁连线中点。（附图 23）

手三里：在前臂背面桡侧，当阳溪穴与曲池穴连线上，肘横纹下 2 寸处。（附图 25）

肩井：在肩上，当大椎穴与肩峰端连线的中点上。（附图 46）

肩髃：在三角肌区，肩峰外侧缘前端与肱骨大结节两骨间凹陷中。（附图 48）

肩髎：在肩部，肩髃后方，当臂外展时，与肩峰后下方呈现凹陷处。（附图 49）

肩前：在肩前区，正坐垂肩，腋前皱襞顶端与肩髃连线的中点。（附图 28）

肩贞：在肩胛区，肩关节后下方，腋后纹头直上 1 寸。（附图 47）

天宗：在肩胛区，肩胛冈下缘中点与肩胛骨下角连线上 1/3 与下 2/3 交点凹陷中。（附图 50）

合谷：在手背，第 1、2 掌骨间，第 2 掌骨桡侧的中点处。（附图 20）

臂臑：在曲池与肩髃连线上，曲池上 7 寸。自然垂肘时在臂外侧，三角肌止点处。（附图 29）

外关：在前臂背侧，当阳池与肘尖的连线上，腕背横纹上 2 寸，尺骨与桡骨之间。（附图 21）

操作视频

第十五节　痹证——膝骨关节炎

一、概述

膝骨关节炎，属中医“痹证”“痿证”范畴，发病以风、寒、湿三邪侵袭为外因，肝肾亏虚为内因，瘀血及痰湿为病理产物。肝肾亏虚或气血不足，风寒湿邪乘虚而入，影响经络及血液循环，从而导致肢体筋骨、关节以及肌肉等发生严重疼痛、酸楚麻木以及关节屈曲、僵硬、肿大变形。

二、治疗方法

治疗前应完善 X 线检查等相关检查，明确病因，除外骨折、半月板损伤、交叉韧带或副韧带损伤、关节结核等因素，重度骨质疏松患者不宜进行穴位按摩治疗。

❶ 穴位按摩

（1）患者取仰卧位，术者以膝关节作为中心，循经拍打患膝，放松肌肉，然后用掌揉法作用于膝关节，约 5 分钟。

（2）点揉血海、梁丘、鹤顶、内膝眼、外膝眼、阳陵泉、阴陵泉、足三里等穴位，约 3 分钟。

（3）掌擦法擦患膝周围，以透热为度。

注意在按摩过程中力度适中，不可过度用力，在按揉阳陵泉时不要伤及腓总神经。及时询问患者是否有酸、麻、胀、痛等感觉，以局部皮肤有温热感为佳，同时注意观察患者神情，如发现不适立即停止。

❷ 艾灸治疗

患者取坐位或仰卧位，暴露施灸部位，选择阳陵泉、阴陵泉、血海、梁丘、足三里、阿是穴、内膝眼、外膝眼等穴位，做温和灸，每穴灸 3 ~ 5 分钟，以感到施灸处温热为宜，随时询问患者有无灼痛感，及时调整施灸距离，防止烫伤。

辨证为风湿热痹证者不适宜此法。

❸ 耳穴压丸治疗

选穴：膝、心、肝、肾、三焦、神门、枕、皮质下、肾上腺、内分泌。

三、注意事项

（1）膝关节肿痛严重者，应卧床休息。

（2）选择性使用护膝。护膝可以帮助膝关节维持稳定，建议运动过程中佩戴。

（3）控制体重，BMI 尽量控制在 28 kg/m^2 以下［BMI= 体重（kg）/ 身高 (m) 的平方］。

（4）穿舒适鞋子，鞋跟高度控制在 4 cm 以内，鞋面与足背贴合合适，鞋底要有弹性，弹性鞋底可以减轻关节冲击力。

（5）营养均衡，适当补钙，如牛奶、鸡蛋等。

（6）注意膝部保暖。因本病与风、寒、湿有密切关系，应防风寒潮湿的刺激。

常用经络穴位

血海：在大腿内侧，屈膝，髌底内侧端上 2 寸，当股四头肌内侧头的隆起处。（附图 65）

梁丘：在大腿前面，屈膝，当髂前上棘与髌底外侧端的连线上，髌

底上 2 寸。（附图 66）

鹤顶：膝上部，屈膝，髌底中点上方凹陷处。（附图 67）

膝眼：在髌韧带两侧凹陷处，屈膝，在内侧的称内膝眼，在外侧的称外膝眼。（附图 68）

阳陵泉：在小腿外侧，腓骨小头前下方凹陷处。（附图 70）

阴陵泉：在小腿内侧，胫骨内侧髁后下方的凹陷中。（附图 71）

足三里：在小腿外侧，取坐位屈膝，取犊鼻，自犊鼻向下 4 横指处，距胫骨前缘 1 横指。（附图 69）

操作视频

第十六节　落　　枕

一、概述

落枕又称“失枕”，是临床常见病，好发于青壮年，以冬春季多见。落枕的常见发病经过是入睡前无任何不适，晨起后却感到项背部明显酸痛，颈部活动受限。这表明该病起于睡眠之后，与睡枕及睡眠姿势有着紧密的关系。

《伤科补要》曰：“感冒风寒，以患失颈，头不能转。”本病多为感受风寒湿邪，导致颈项肌肉气血凝滞，经络痹阻，僵凝疼痛，功能障碍。落枕病因有二：一是肌肉扭伤，如夜间睡眠姿势不良，头颈处于过伸或过屈状态，使颈椎小关节扭错，时间较长发生静力性损伤；二是感受风寒，如睡眠时受寒，或盛夏贪凉，使颈背部气血凝滞，筋络痹阻，以致僵硬疼痛，动作不利。

推拿手法作用在体表经络、穴位和病变的部位，通过对软组织的热效应以及神经的调节而起到祛风散寒、温经通络、解痉止痛的效果，即《素问·举痛论》所说“按之则热气至，热气至则痛止矣”，《医宗金鉴·正骨心法要旨》所说“按其经络以通郁闭之气，摩其壅聚以散瘀结之肿，其患可愈”。现代研究认为，按摩手法可以使血液循环和淋巴循环加速，增强局部和全身的代谢，从而起到消炎止痛、减轻水肿的效果。通过手法作用起到“松则不痛”“热而不痛”的疗效。通过颈项部按揉拿捏和局部放松手法可以达到纠正颈椎小关节紊乱、疏通经络、解痉止痛、祛风散寒的作用，因此推拿治疗落枕可取得显著的疗效。

二、治疗方法

❶ 穴位按摩（以左侧为例）

（1）患者端坐于凳子上，充分暴露患侧颈肩部位，以方便施术，医生位于患者左后外侧。

（2）先用右手大拇指点按患者双侧风池、肩井、天宗及压痛点，2 ~ 3 分钟。

（3）用右手大拇指按揉颈部肌肉，从上至下，2 ~ 5 分钟。

（4）用右手掌小鱼际按揉左肩部肌肉，2 ~ 3 分钟。

（5）用右手掌按揉左侧背部肌肉，从患侧向下到达肩胛骨下角以下，2 ~ 3 分钟。

（6）用右手四指轻揉、弹拨背部肌肉，2 ~ 3 分钟。

（7）用左手大拇指与其余四指相对，拿捏肩部肌肉数次，使肩部肌肉放松，2 ~ 3 分钟。

（8）用右手大拇指点按天宗，嘱患者主动活动头颈部，做左转、左侧偏、前屈、后伸、旋转等活动，了解疼痛和功能受限情况。如有受限，则医生用双手帮助患者进行前述活动，持续 3 ~ 5 分钟。

❷ 拔罐治疗

一般使用留罐的方法。患者取俯卧位并且充分暴露肩背部，医者右手持止血钳夹住棉球蘸取 95% 酒精，稍用力挤压或甩掉多余的酒精后点燃，左手拿火罐，迅速将火伸入火罐底部，短暂停留后迅速将火罐扣在所要拔罐的部位，如肩井、大椎、压痛点及肩胛骨内侧缘等部位，10 ~ 15 分钟后起罐。

三、注意事项

（1）用枕，最佳的枕头应该能够支撑颈椎的生理曲线，并且能保持颈椎的平直。枕头要弹性稳定，枕芯以热压缩海绵枕芯为宜。根据睡眠姿势的不同，选择不同高度的枕头。习惯仰卧者，枕头的高度为 8 cm 左右；习惯侧卧者，高度为 10 cm 左右。仰卧位时，枕头的下缘最好垫在肩胛骨的上缘，不能使颈部处于悬空的状态。

（2）注意颈部保暖，颈部受寒冷刺激会使肌肉血管痉挛，加重颈部的板滞和疼痛，因此，不要让颈肩部感受风、寒、湿等外邪侵袭。尤其在炎热的天气，空调温度不能太低，并且不能直吹。

（3）良好的姿势能减少劳累，避免损伤。避免长时间伏案，否则会引起肌肉疲劳，出现颈椎间盘老化，并导致慢性劳损，从而引发一系列的不适症状。最佳的伏案工作姿势是颈部保持正直，微微地前倾，不要扭转、倾斜；工作时间超过 1 小时，应该适当休息一会儿，劳逸结合，做些颈部运动或按摩颈部；尤其需要注意的是头部不宜靠在床头或沙发扶手上看书、看电视、玩手机等。

（4）颈部的损伤也会诱发本病，除了注意姿势以外，乘坐交通工具时，如遇到急刹车，头部会在惯性的作用下向前冲去，从而发生“挥鞭样”损伤。因此，要注意保护自己，千万不要在车上打瞌睡，坐座位时可适当地扭转身体，侧面向前，避免发生“挥鞭样”损伤。参加体育比赛时更需谨慎，避免颈椎损伤。颈椎病急性发作时，颈椎要减少活动，尤其要避免快速转头，必要时可以使用颈托来进行保护。

常用经络穴位

风池：在项部，当枕骨之下，与风府相平，胸锁乳突肌与斜方肌上端之间的凹陷处。（附图 18）

肩井：在肩上，当大椎穴与肩峰端连线的中点上。（附图 46）

天宗：在肩胛区，肩胛冈下缘中点与肩胛骨下角连线上 1/3 与下 2/3 交点凹陷中。（附图 50）

大椎：在后背正中线上，第 7 颈椎棘突下凹陷中。（附图 44）

操作视频

第十七节　膀胱过度活动症（尿频）

一、概述

膀胱过度活动症 (overactive bladder，OAB) 是一组以尿急症状为特征的症候群，常伴有尿频和夜尿症状，可伴或不伴有急迫性尿失禁。中医学认为该病多由素体虚弱、情志不遂或劳倦内伤、久淋不愈、湿热耗伤正气等所致，中医辨证以脾肾两虚、肝郁气滞为主，部分兼夹肝阴虚、气滞血瘀和湿热蕴结等证候。

二、治疗方法

OAB 的非药物治疗目的在于缓解患者的尿频、尿急症状，常用的非药物治疗方法如下：

❶ 耳穴压丸治疗

取耳穴肾、膀胱、三焦、尿道、内分泌、神门、交感、皮质下，将粘有王不留行的胶布贴敷于选定的耳穴上，手指按压共 4 分钟，每日 3 次，连续治疗 8 周。

亦可取耳穴肾、尿道、膀胱、神门、三焦、渴点，贴压王不留行，指导患者正确按压穴位，每日 3 ～ 5 次，每次按压 5 ～ 10 下，以局部酸胀，耳部发红、灼热为度，每次选一侧耳穴留置，两耳交替进行，每 3 ～ 7 日更换 1 次王不留行，6 次为 1 个疗程。

❷ 艾灸治疗

热敏灸取中极（孕妇慎用）、膀胱俞、肾俞、气海、关元、三阴交（孕妇慎用）、次髎、百会等穴。施灸操作时按 4 个步骤分别进行回旋、雀啄、往返、温和灸。

隔徐长卿药饼灸取徐长卿药饼敷于中极（孕妇慎用）、关元、中髎、肾俞 4 个穴位之上进行灸治，可缓解 OAB 的症状。

三、注意事项

为了减少尿频、尿急等症状发生的频率，控制饮水十分必要。同时，在生活中应该尽量避免咖啡因和酒精的摄入，睡前避免过多饮水，且排空膀胱；晚饭宜选择含水量较少的食物，而肥胖、吸烟和饮用碳酸饮料能够增加 OAB 发作的风险。

常用经络穴位

中极：在下腹部，前正中线上，当脐下 4 寸。（附图 40）

膀胱俞：在骶部，当骶正中嵴旁开 1.5 寸，平第 2 骶后孔。（附图 60）

肾俞：在腰部，第 2 腰椎棘突下，旁开 1.5 寸。（附图 58）

气海：在下腹部，前正中线上，当脐下 1.5 寸。（附图 38）

关元：在下腹部，前正中线上，在脐下 3 寸。（附图 39）

三阴交：在小腿内侧，当足内踝尖上 3 寸，胫骨内侧缘后方。（附图 74）

次髎：位于髂后上棘与后正中线之间，第 2 骶后孔中。（附图 61）

百会：位于头部，前发际正中直上 5 寸。（附图 16）

中髎：位于骶区，正对第 3 骶后孔中（中髎穴现代定位法：沿骶骨中线，自尾骨尖端向上测量 9 cm，旁开 2 cm，为第 3 骶孔对应体表处，针刺定位在第 3 骶后孔处外上约 1 cm 处进针，向内向下约 45° 角斜刺 50 ~ 60 mm，即是该穴。该定位法来源于首发基金基层推广项目 2022-3-4176）。（附图 62）

操作视频

第十八节　女性压力性尿失禁（咳嗽漏尿）

一、概述

压力性尿失禁 (stress urinary incontinence，SUI) 是指患者在喷嚏、咳嗽或运动等腹内压增高时出现尿液不自主地自尿道内流出的一种疾病。SUI 为泌尿外科常见病，多发于中老年女性。目前，对于轻中度 SUI 患者，针灸、穴位敷贴或盆底肌锻炼等治疗均显示出良好疗效。

二、治疗方法

❶ 艾灸治疗

关元是任脉与三阴经的交会穴，艾灸关元及肾俞可治疗老年女性 SUI。

❷ 穴位按摩

采用捏脊、穴位按摩 (脾俞、三焦俞、肾俞、膀胱俞、命门、腰阳关) 可治疗女性 SUI。

三、注意事项

（1）控制体重。肥胖是女性 SUI 的明确危险因素，减轻体重可改善尿失禁的症状。

（2）行为干预及生活方式的调节，如减少酒精及咖啡因等刺激性、兴奋性饮料的摄入，忌烟，及时治疗呼吸道疾病，增加粗纤维食品的摄入，防止及治疗便秘等。

另外，国内有学者推荐新的盆底肌锻炼方式治疗女性 SUI——盆底肌锻炼 12 周。具体方法：双膝分开，身体稍向前倾坐姿，想象正要站立姿势，自然收缩盆底肌肉（提肛运动），持续 10 秒，还原坐直后放松腰部。重复收缩 5 次，每次休息 10 秒，每日 200 次，分早、中、晚 3 个时段完成。该方式需要患者在想象正要站立姿势的同时，进行收缩提肛运动，由于患者注意力相对集中于盆底部位，对肌肉的锻炼程度可能会更高。同时要使患者树立战胜疾病的信心，不断鼓励患者积极参加各类社交活动，使其坚持不懈，不断进行训练，不断改善病情。

常用经络穴位

关元：在下腹部，前正中线上，脐下 3 寸。（附图 39）

脾俞：在背部，第 11 胸椎棘突下，旁开 1.5 寸。（附图 55）

三焦俞：在腰部，第 1 腰椎棘突下，旁开 1.5 寸。（附图 57）

肾俞：在腰部，第 2 腰椎棘突下，旁开 1.5 寸。（附图 58）

膀胱俞：在骶部，当骶正中嵴旁开 1.5 寸，平第 2 骶后孔。（附图 60）

命门：在腰部，后正中线上，第 2 腰椎棘突下凹陷中。（附图 63）

腰阳关：在腰部，后正中线上，第 4 腰椎棘突下凹陷中。（附图 64）

操作视频

参考文献

[1] 梁繁荣，王华．针灸学[M].4版．北京：中国中医药出版社，2016.

[2] 高树中，杨骏．针灸治疗学[M].4版．北京：中国中医药出版社，2016.

[3] 于天源．按摩推拿学[M].3版．北京：中国协和医科大学出版社，2012.

[4] 温茂兴，屈玉明，郭宝云．中医护理学[M].4版．北京：人民卫生出版社，2018.

[5] 全国针灸标准化技术委员会．针灸技术操作规范 第22部分：刮痧：GB/T 21709.22-2013[S]. 北京：中国标准出版社，2014.

[6] 中华中医药学会．中医内科常见病诊疗指南：西医疾病部分[M]. 北京：中国中医药出版社，2008.

[7] 潘年松，温茂兴．中医学[M].5版．北京：人民卫生出版社，2014.

[8] 曹柏龙，缪娟．中医治未病适宜技术手册[M]. 北京：中国中医药出版社，2019.

[9] 张军，李沛．穴位按摩配合特色护理治疗周围性面瘫45例[J]. 浙江中医药大学学报，2013（9）：1130-1132.

中医

附录

穴位定位图

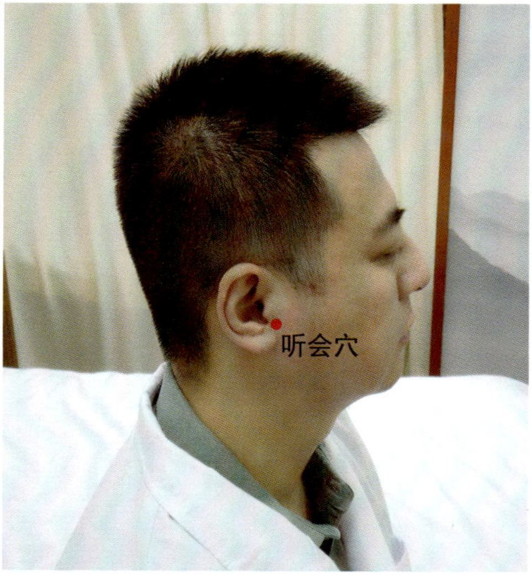

附图1　听会穴

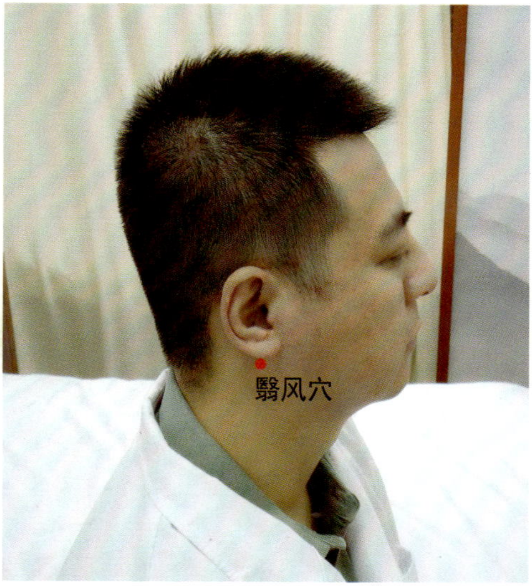

附图2　翳风穴

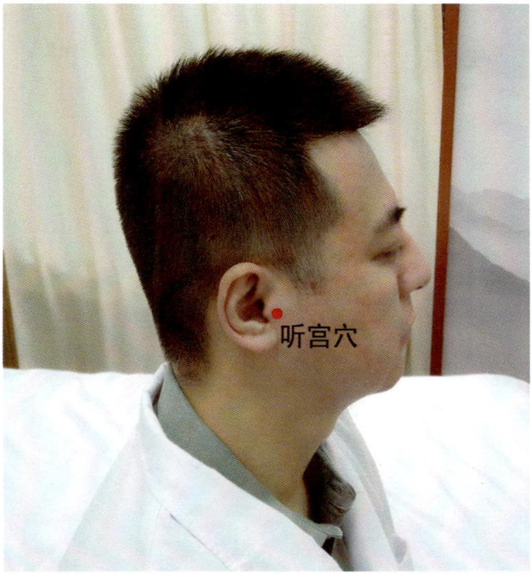

附图3　听宫穴

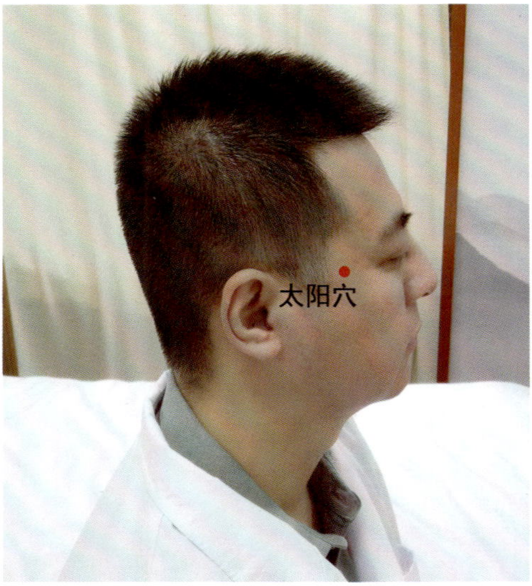

附图4　太阳穴

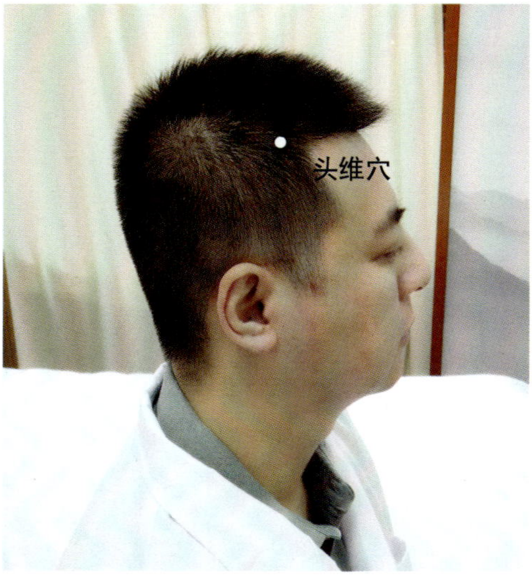

附图5　头维穴

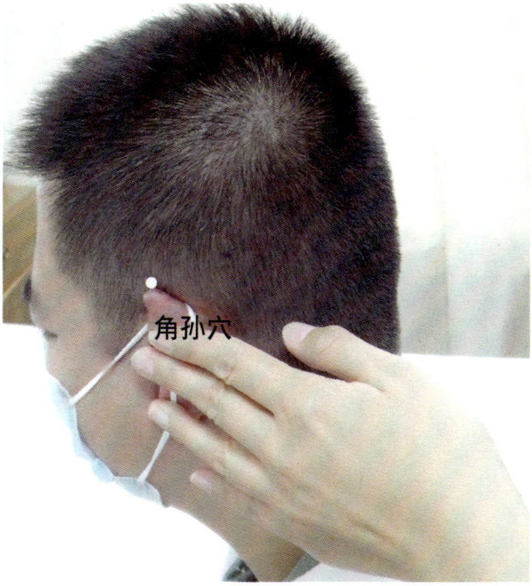

附图6　角孙穴

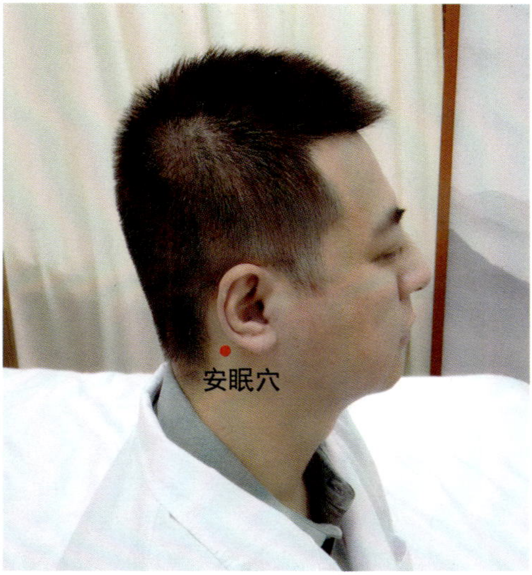

附图7　安眠穴

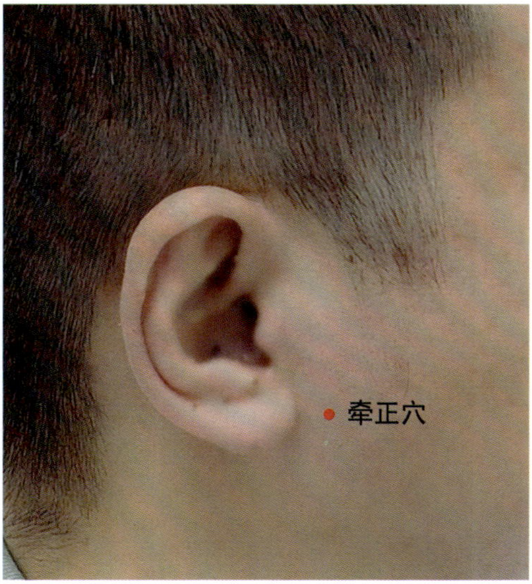

附图8　牵正穴

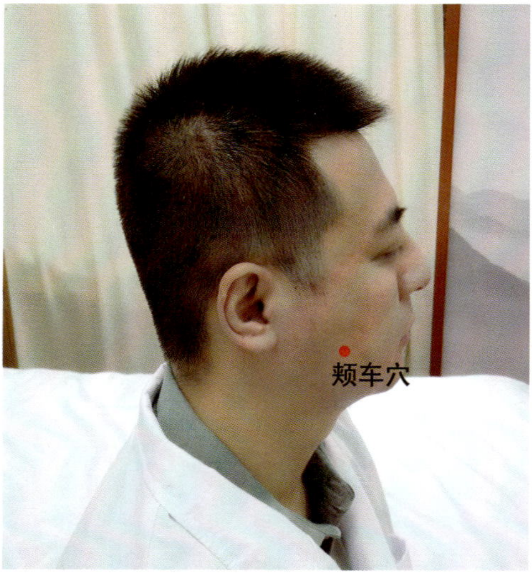

附图9　颊车穴

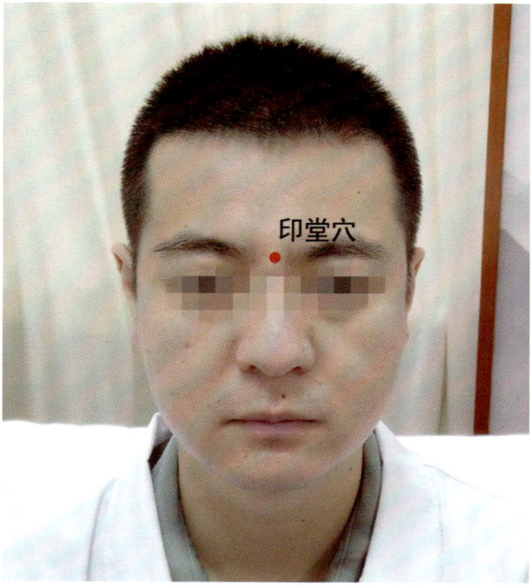

附图10　印堂穴

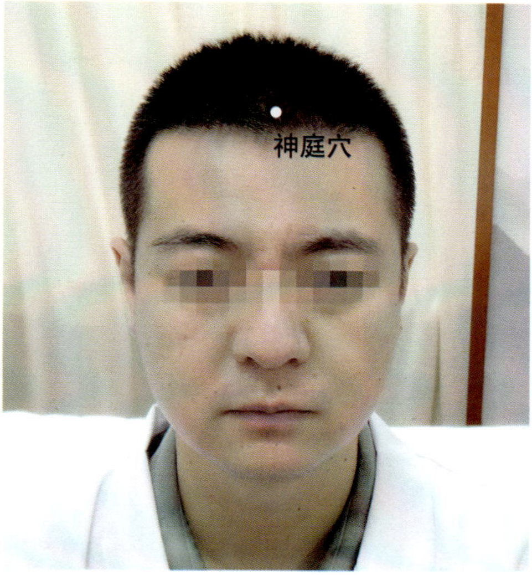

附图11　神庭穴

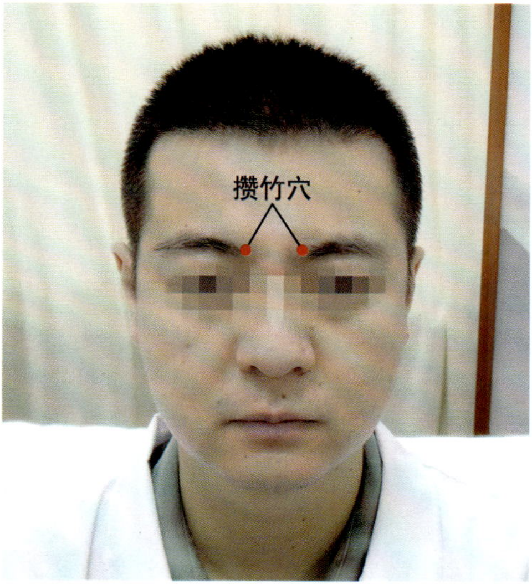

附图12　攒竹穴

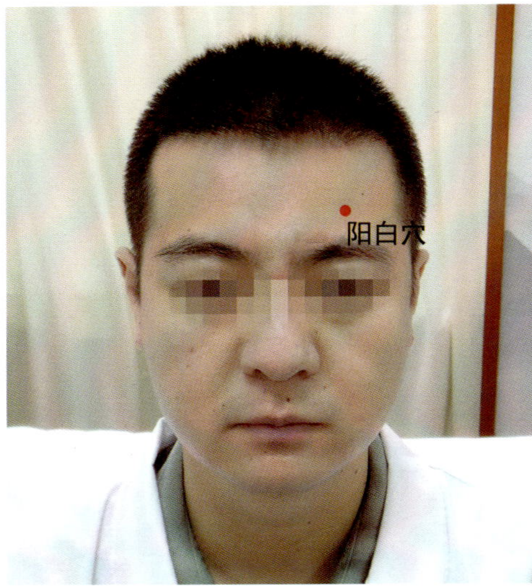

附图13　阳白穴

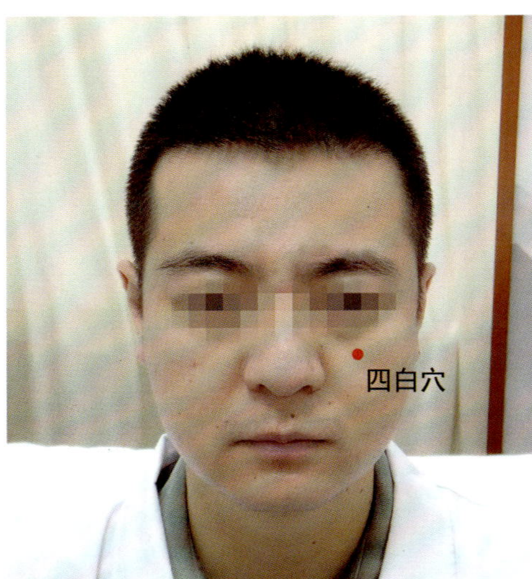

附图14　四白穴

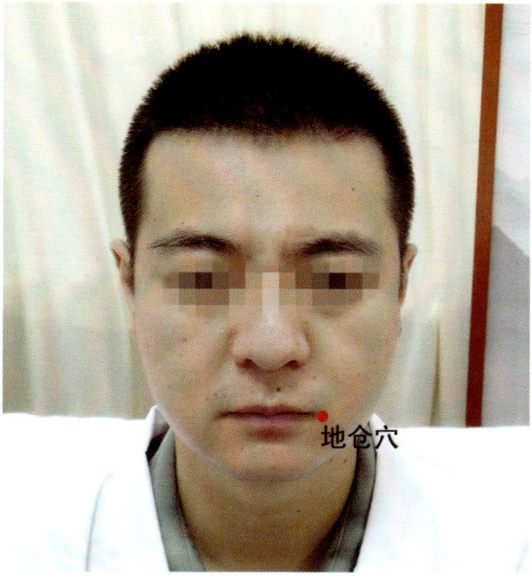

附图15　地仓穴

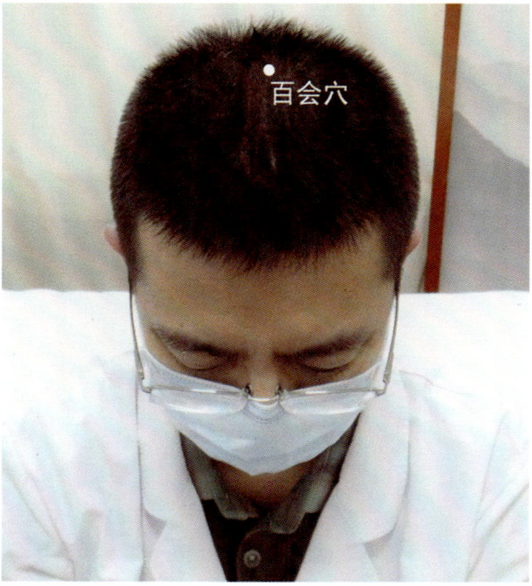

附图16　百会穴

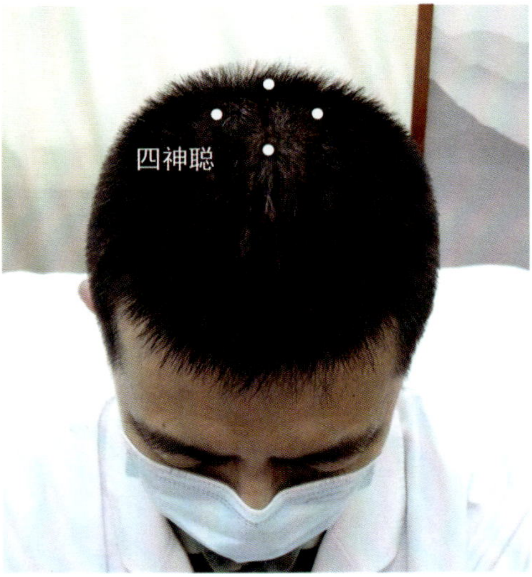

附图17　四神聪

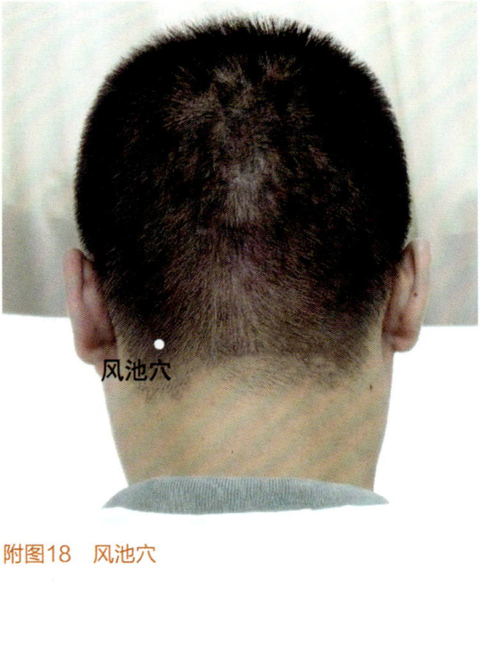

附图18　风池穴

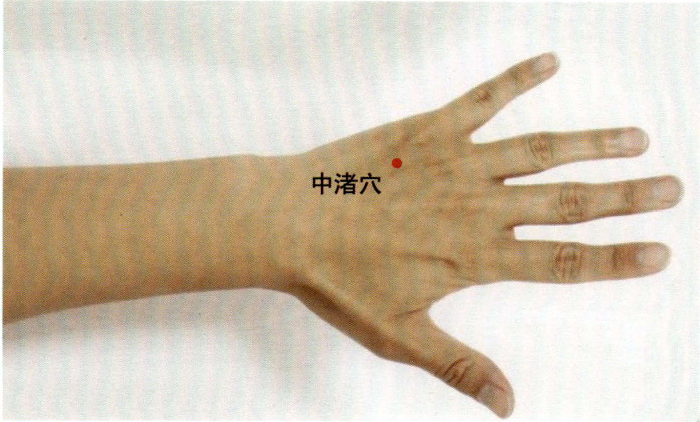

附图19　中渚穴

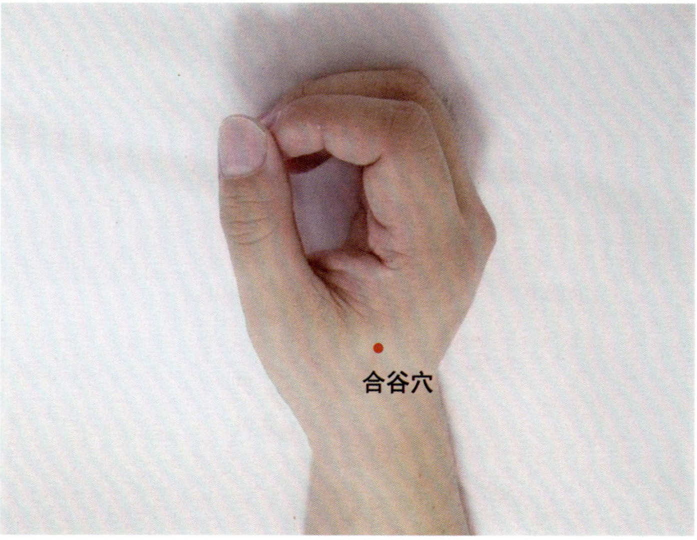

附图20　合谷穴

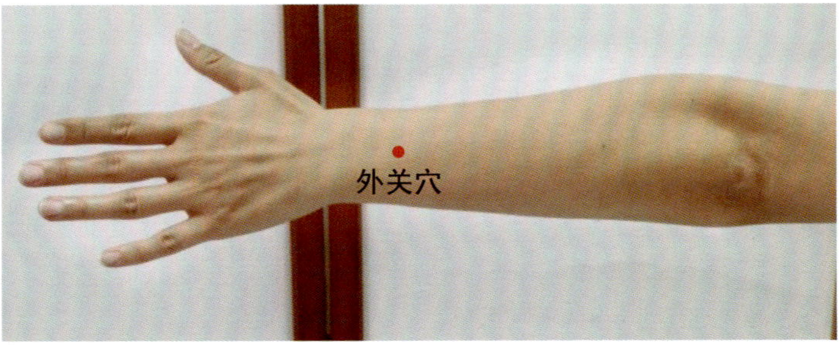

附图21　外关穴

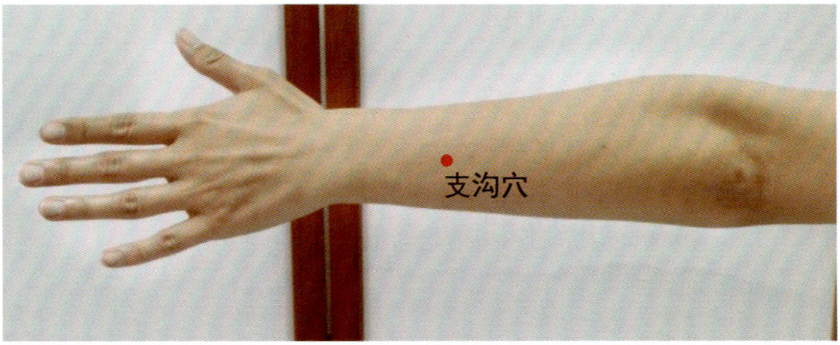

附图22　支沟穴

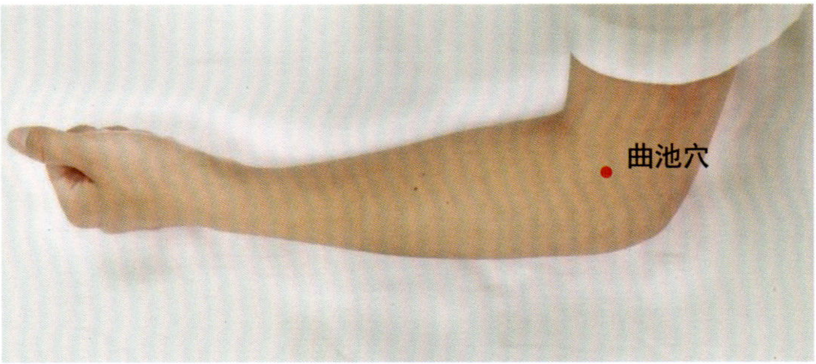

附图23　曲池穴

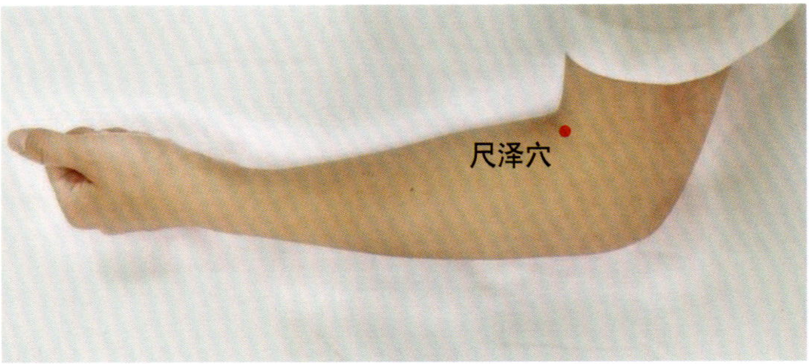

附图24　尺泽穴

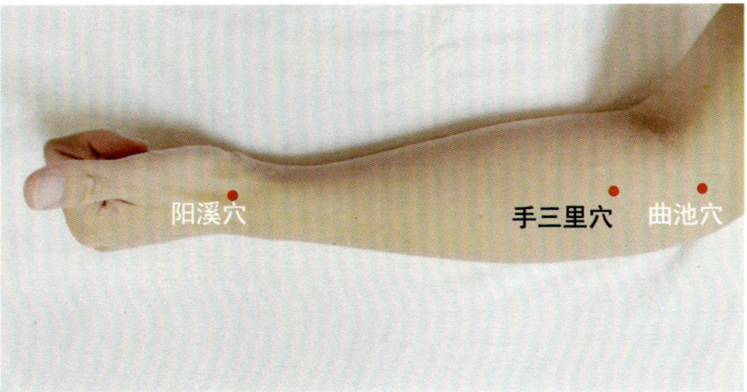

附图25　手三里穴

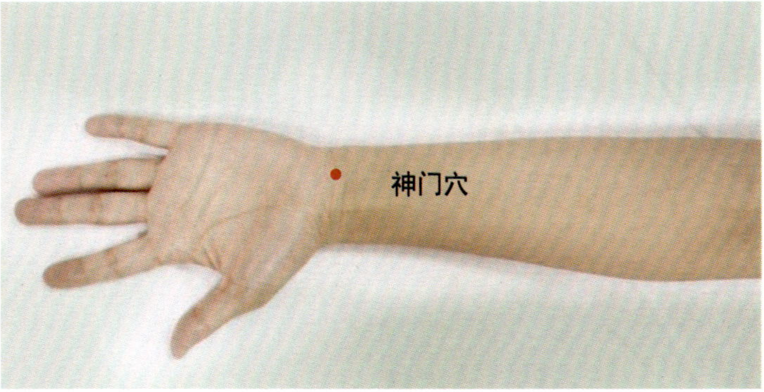

附图26　神门穴

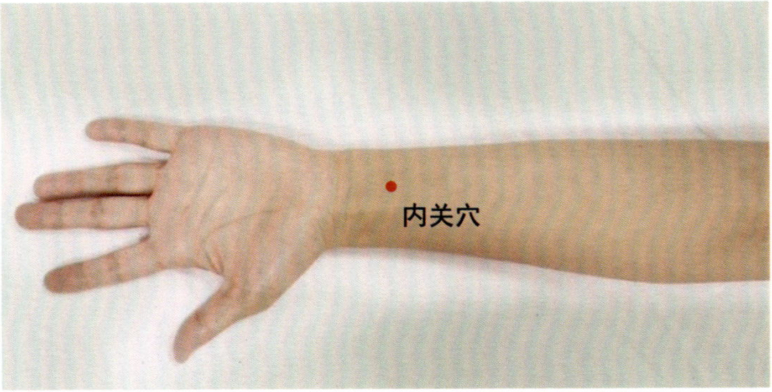

附图27　内关穴

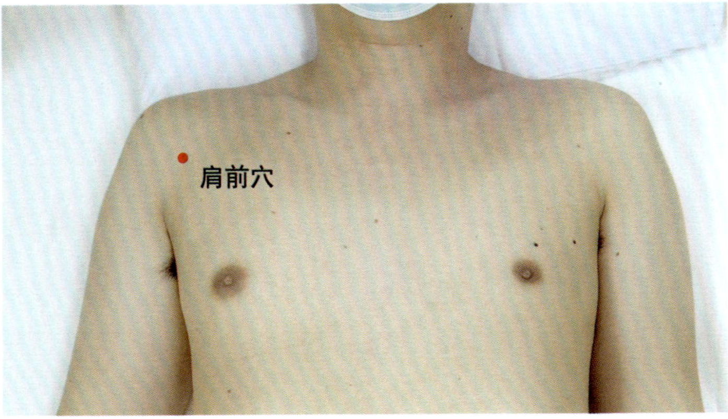

附图28　肩前穴

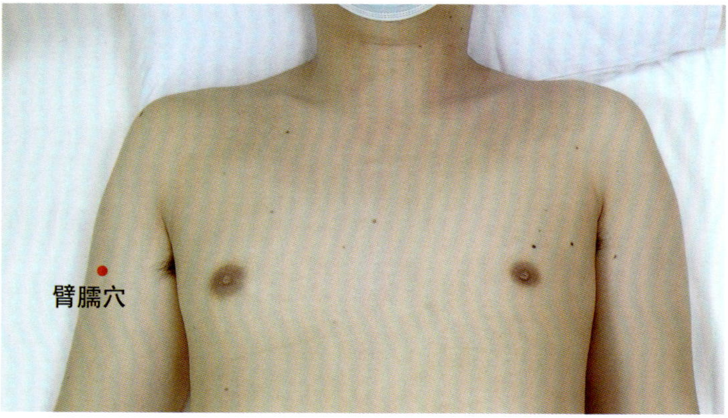

附图29　臂臑穴

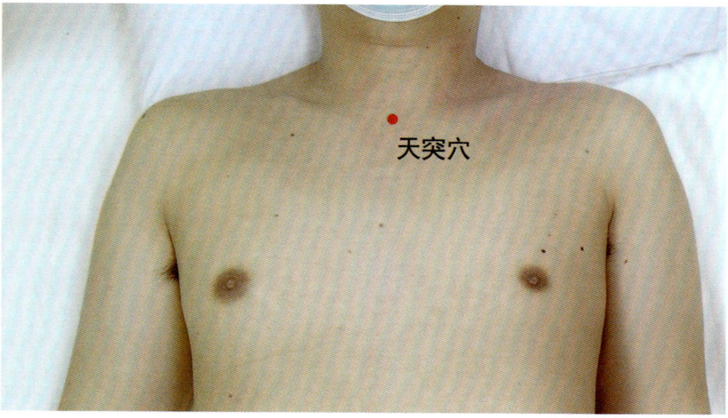

附图30　天突穴

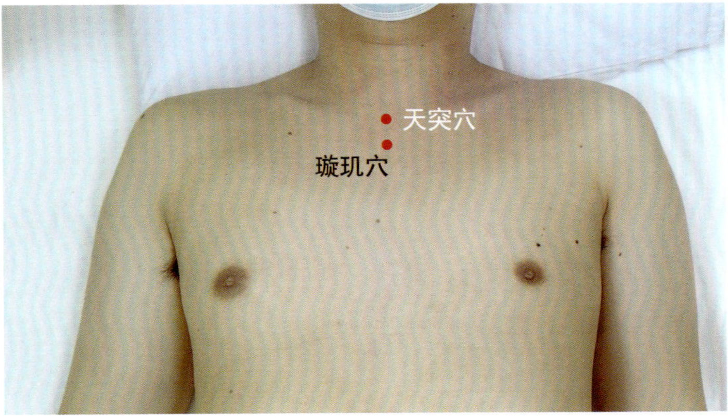

附图31　璇玑穴

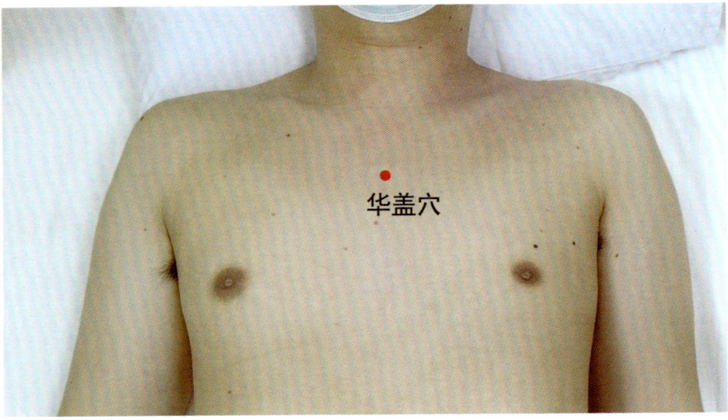

附图32　华盖穴

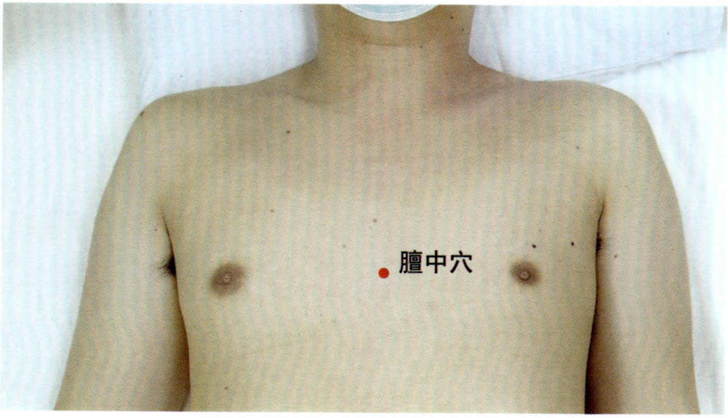

附图33　膻中穴

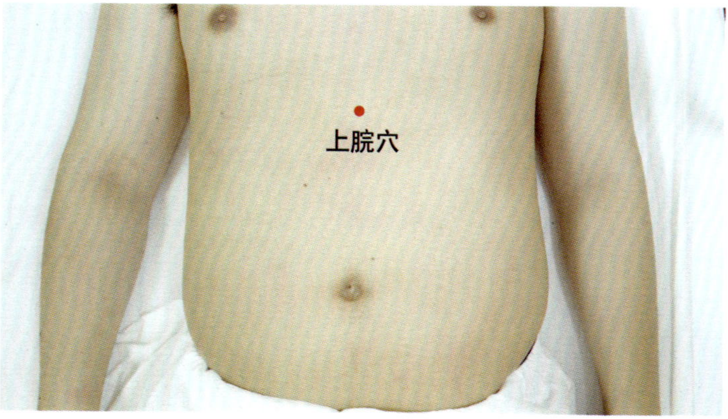

附图34　上脘穴

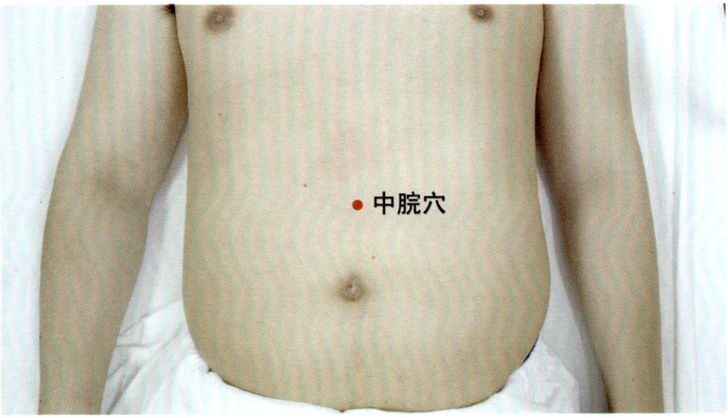

附图35　中脘穴

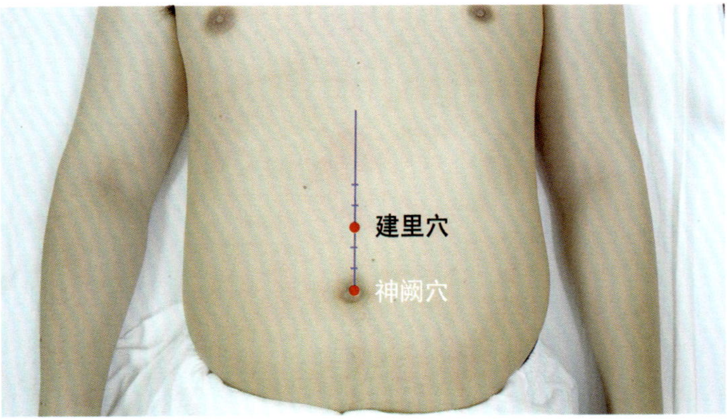

附图36　建里穴

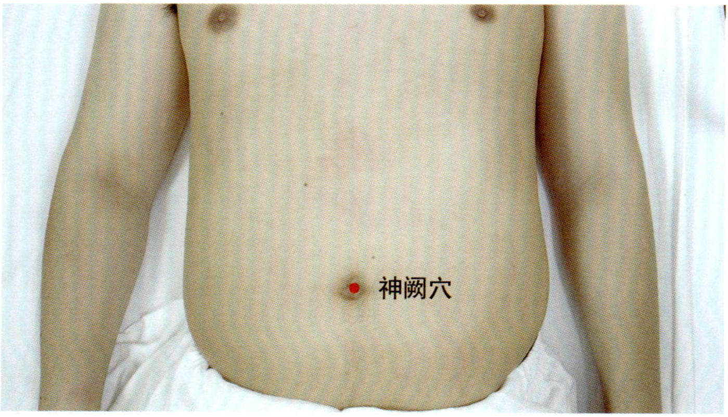

附图37　神阙穴

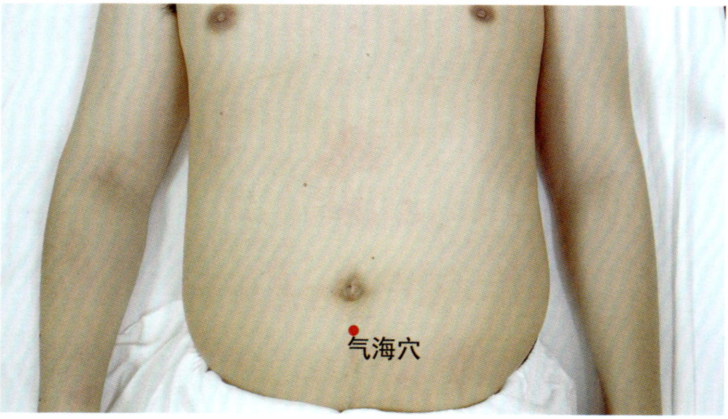

附图38　气海穴

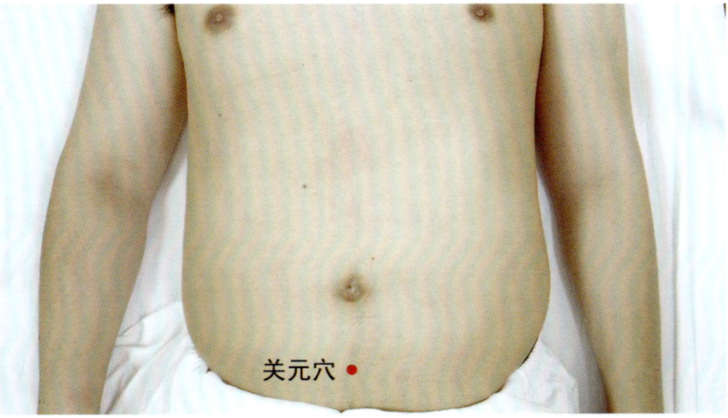

附图39　关元穴

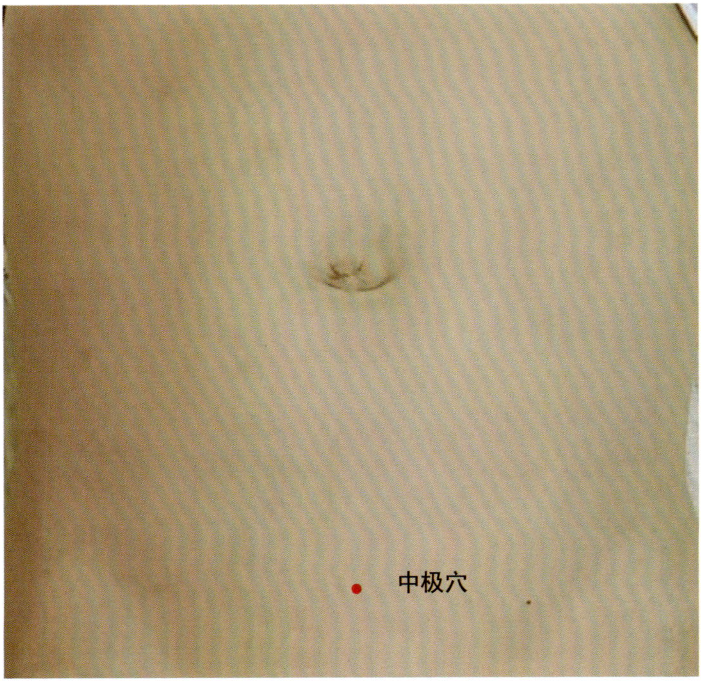

附图40　中极穴

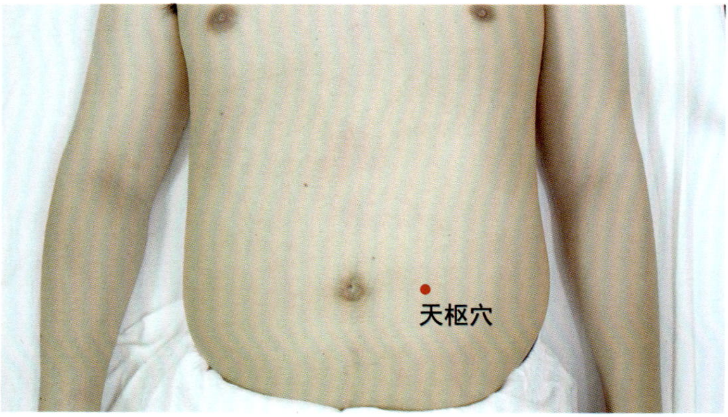

附图41　天枢穴

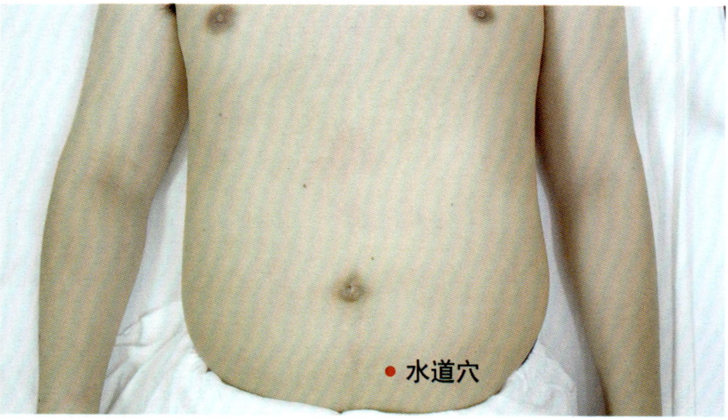

附图42　水道穴

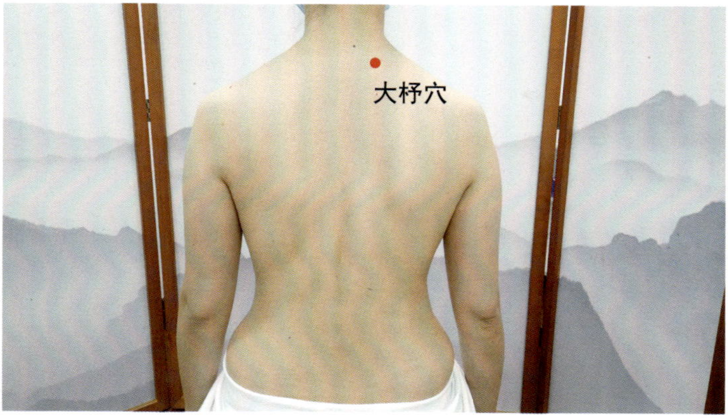

附图43　大杼穴

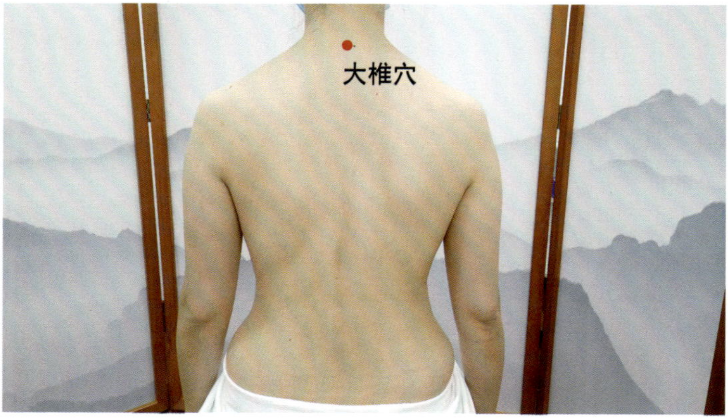

附图44　大椎穴

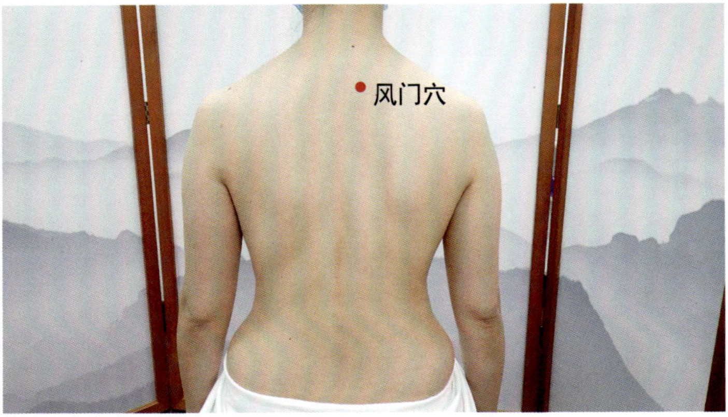

附图45　风门穴

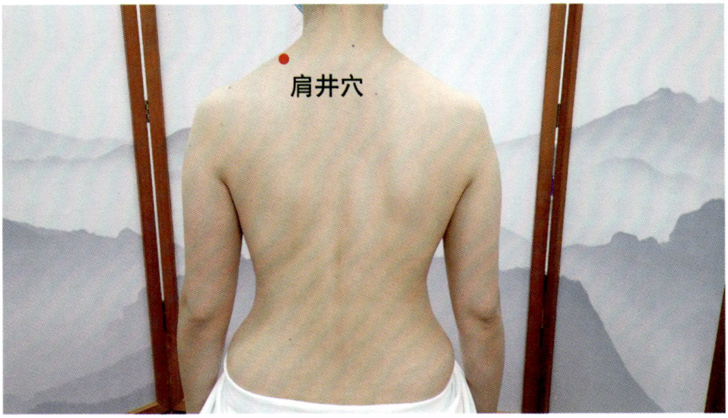

附图46　肩井穴

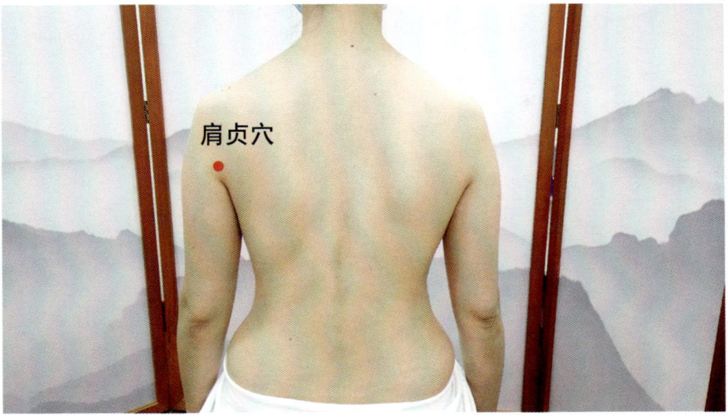

附图47　肩贞穴

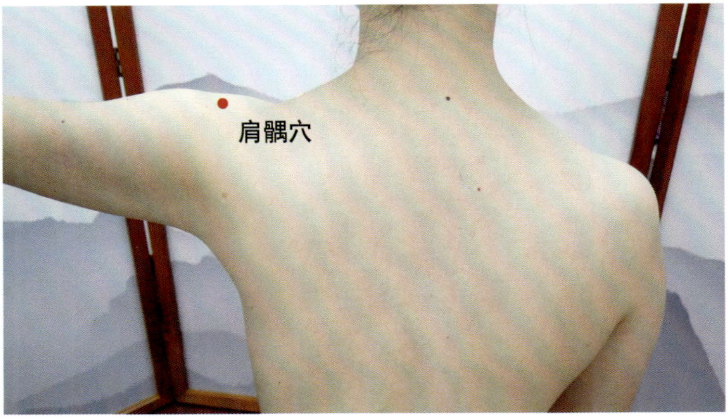

附图48　肩髃穴

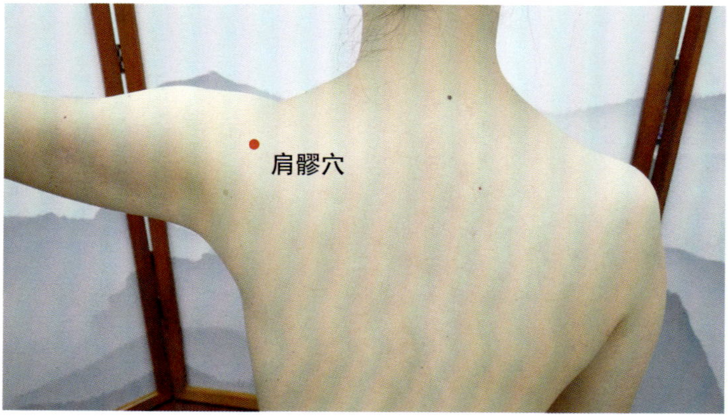

附图49　肩髎穴

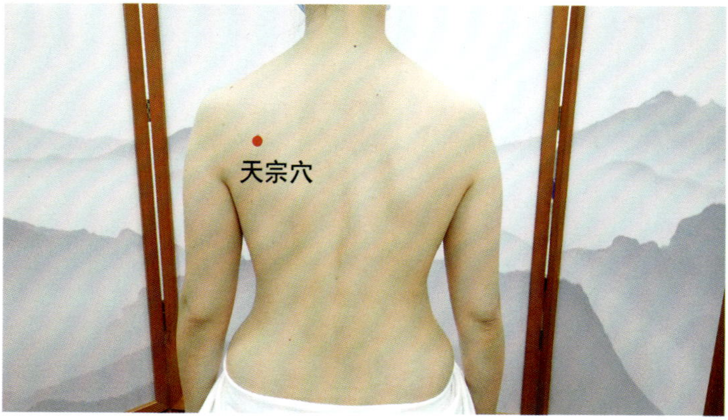

附图50　天宗穴

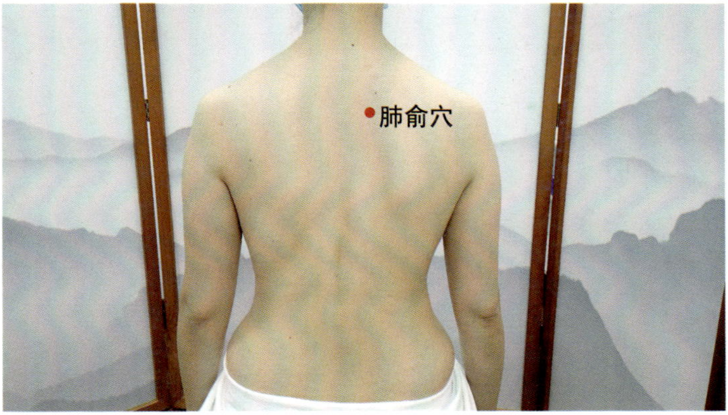

附图51　肺俞穴

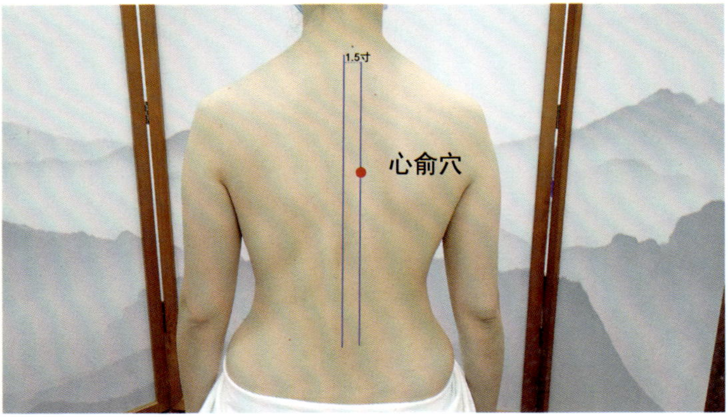

附图52　心俞穴

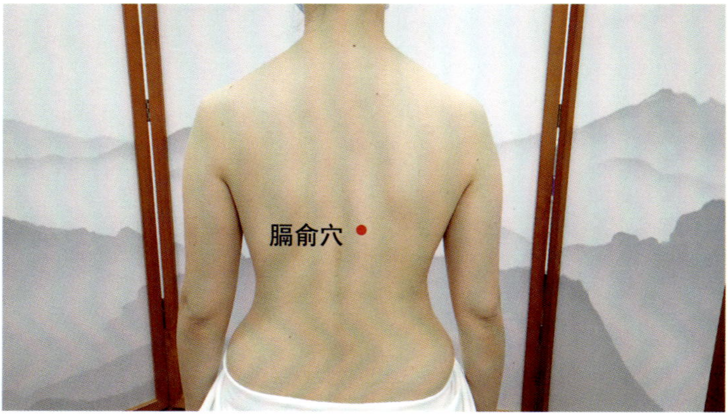

附图53　膈俞穴

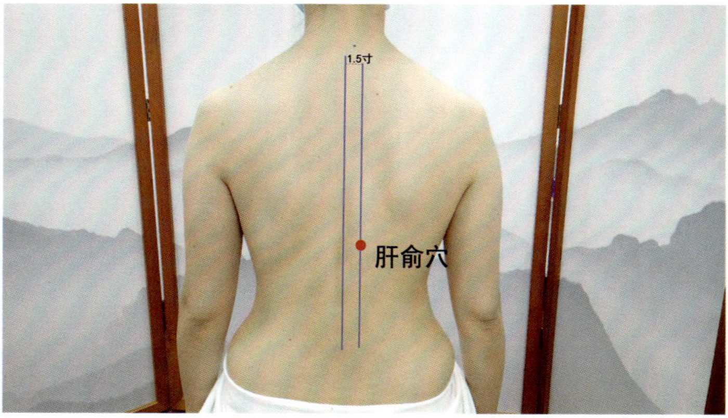

附图54　肝俞穴

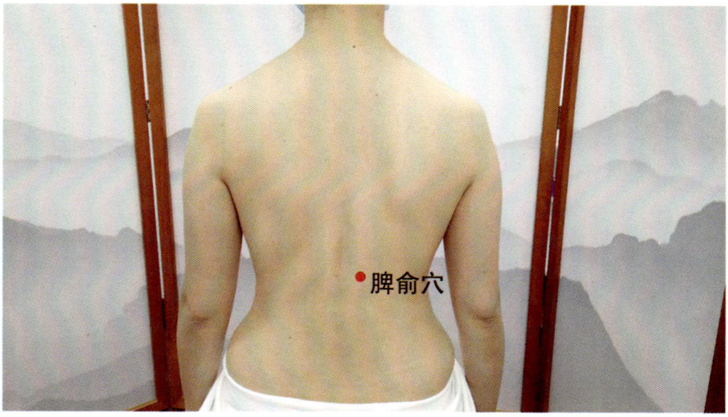

附图55　脾俞穴

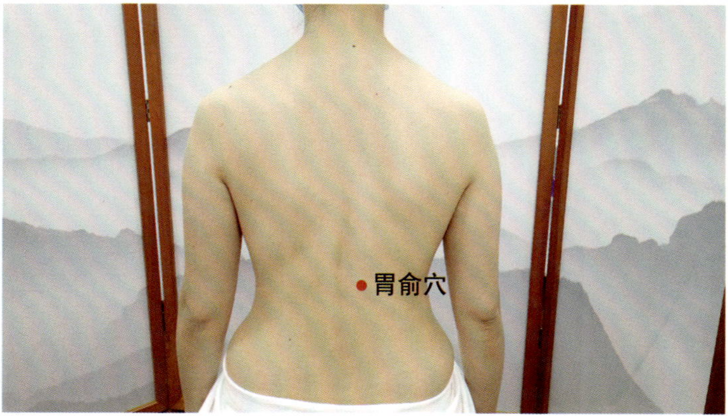

附图56　胃俞穴

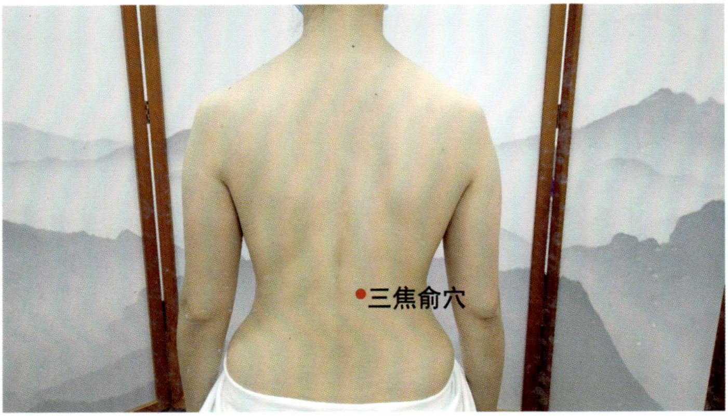

附图57　三焦俞穴

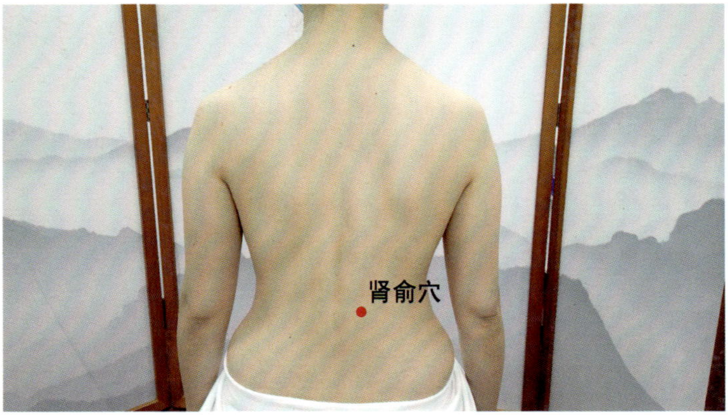

附图58　肾俞穴

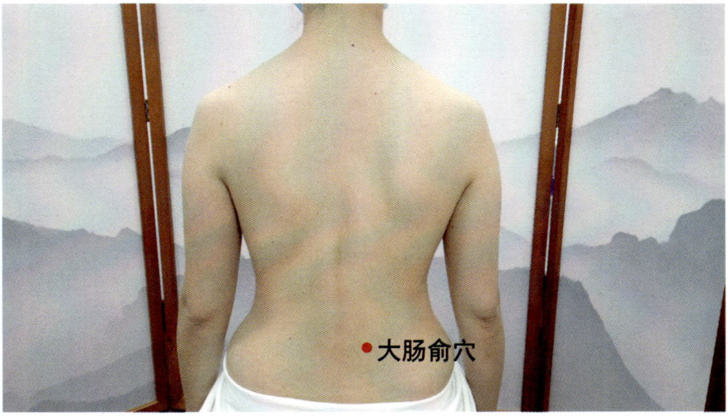

附图59　大肠俞穴

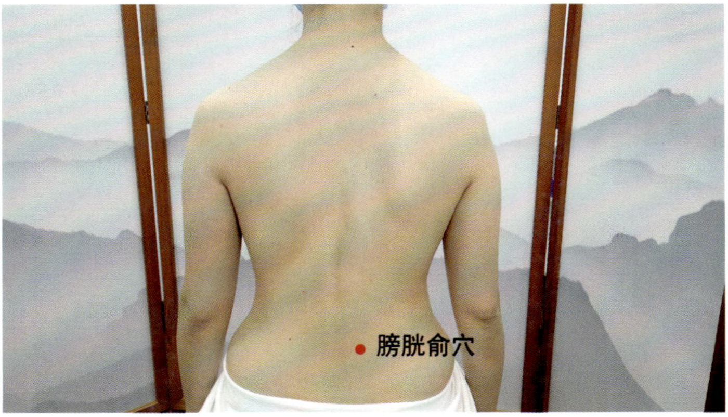

附图60　膀胱俞穴

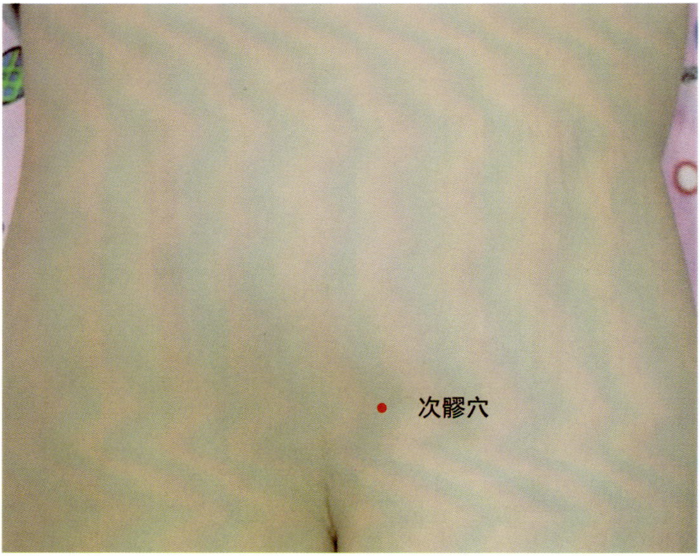

附图61　次髎穴

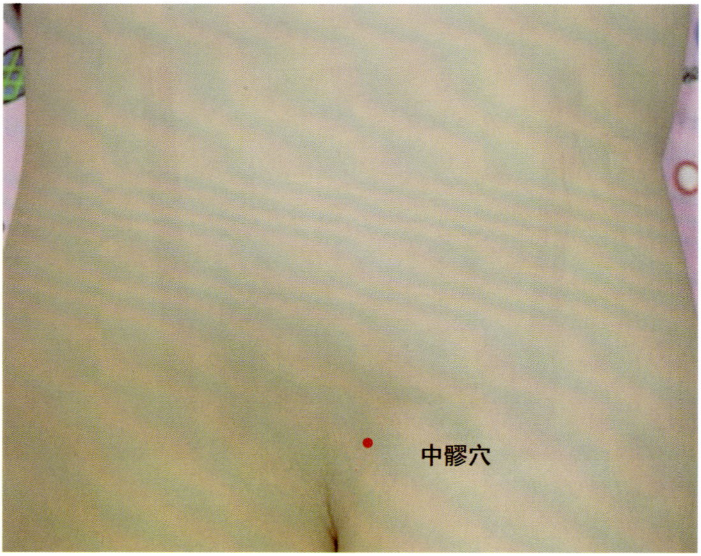

附图62　中髎穴

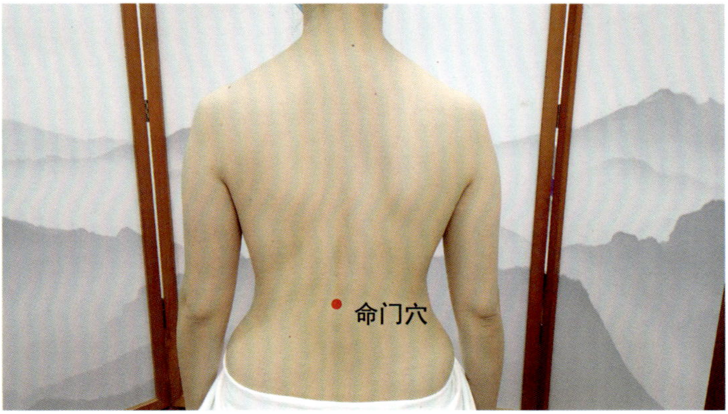

附图63　命门穴

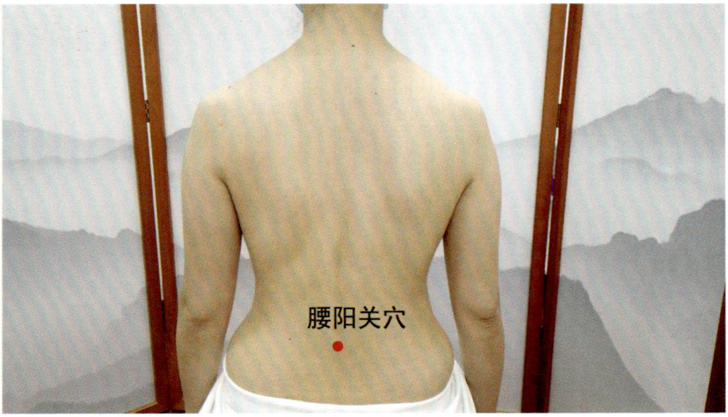

附图64　腰阳关穴

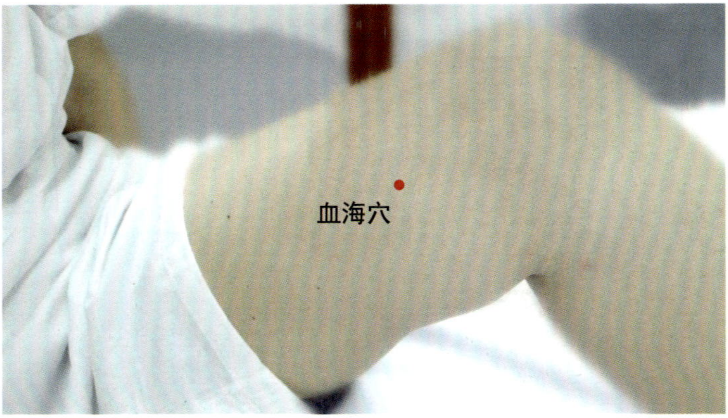

附图65　血海穴

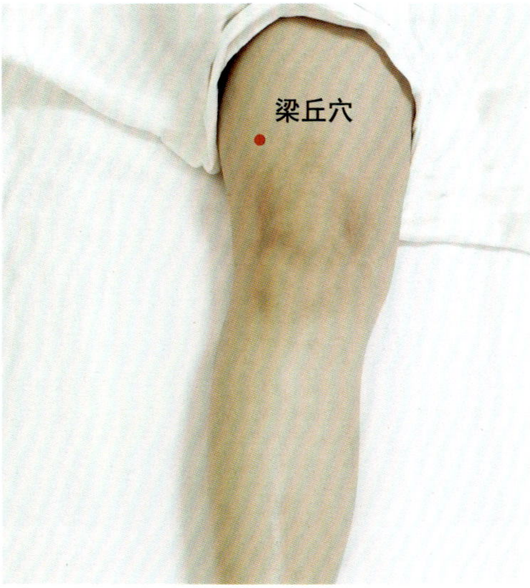

附图66　梁丘穴

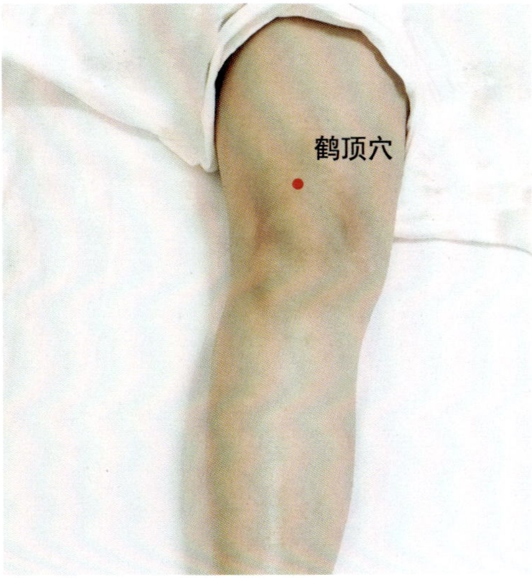

附图67　鹤顶穴

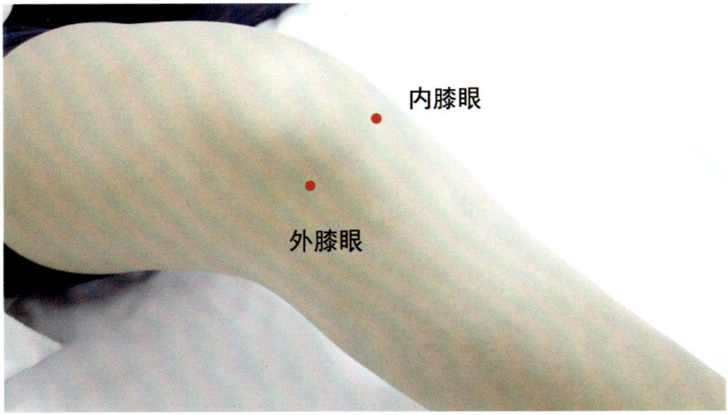

附图68　内、外膝眼

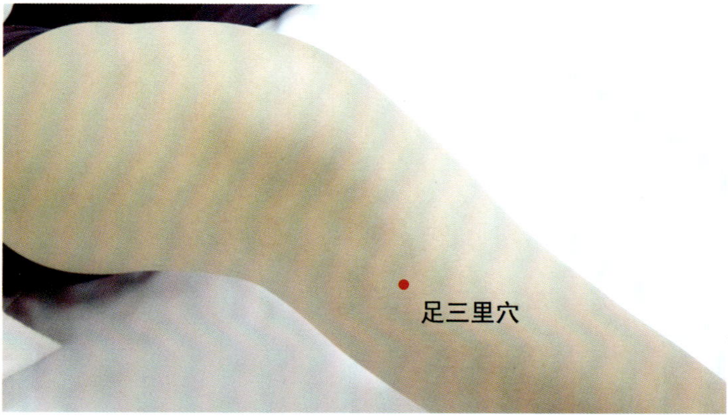

附图69　足三里穴

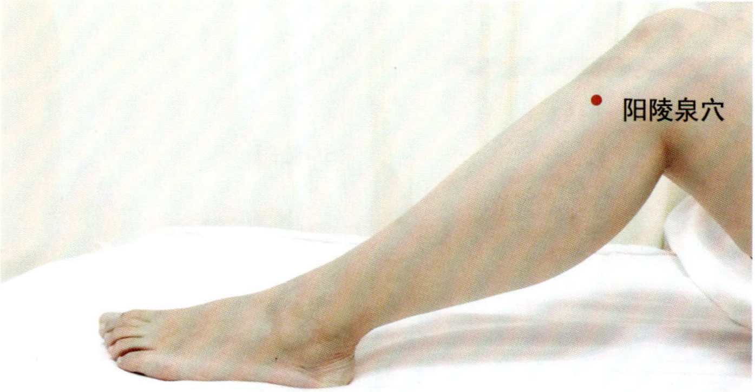

附图70　阳陵泉穴

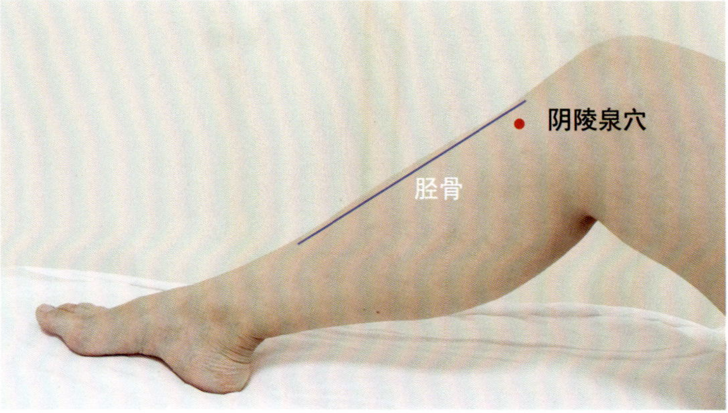

附图71　阴陵泉穴

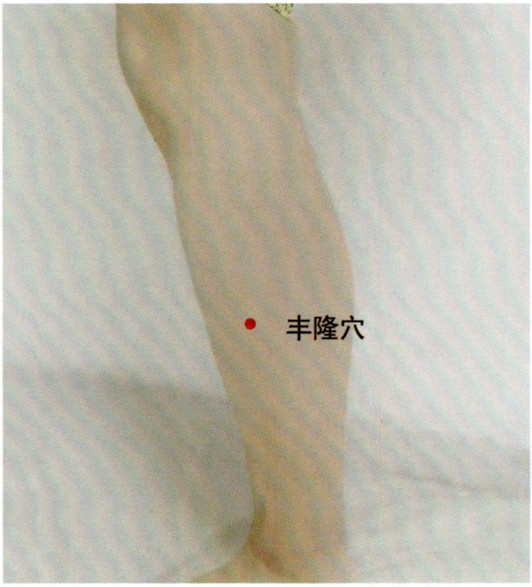

附图72　丰隆穴

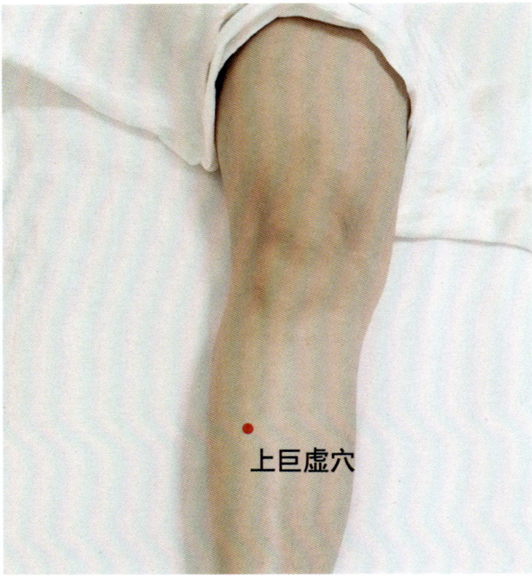

附图73　上巨虚穴

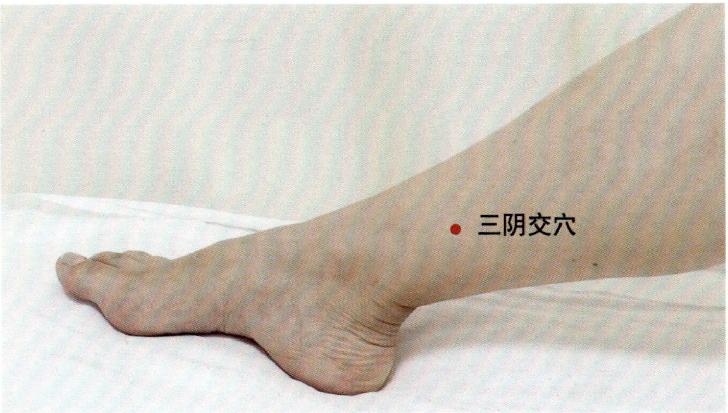

附图74　三阴交穴

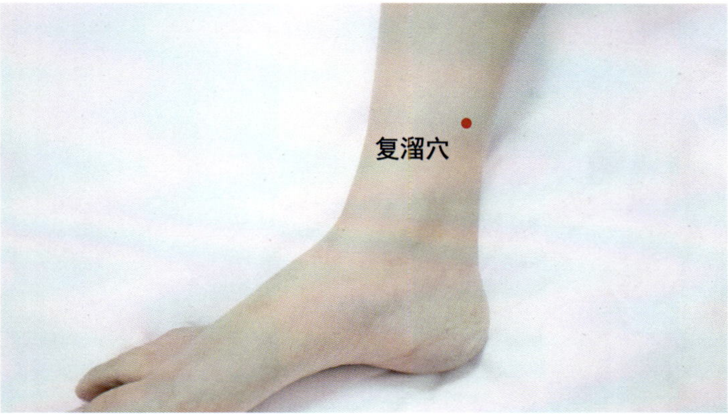

附图75　复溜穴

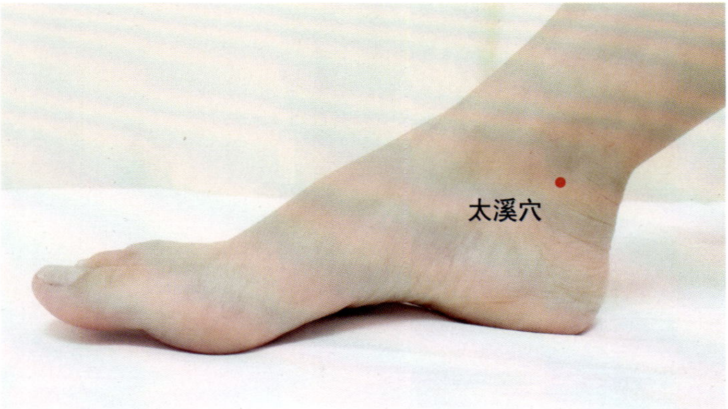

附图76　太溪穴

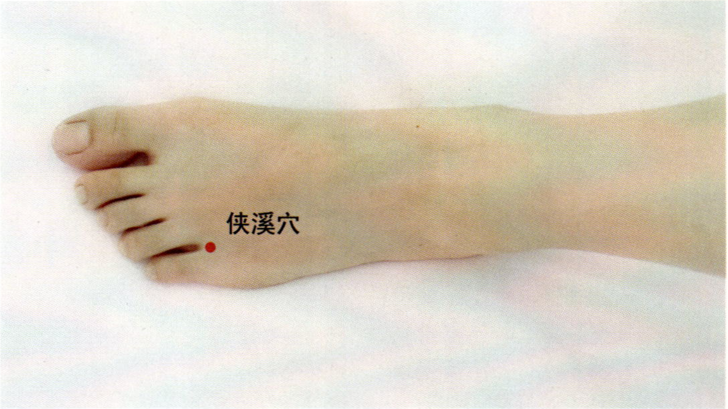

附图77　侠溪穴

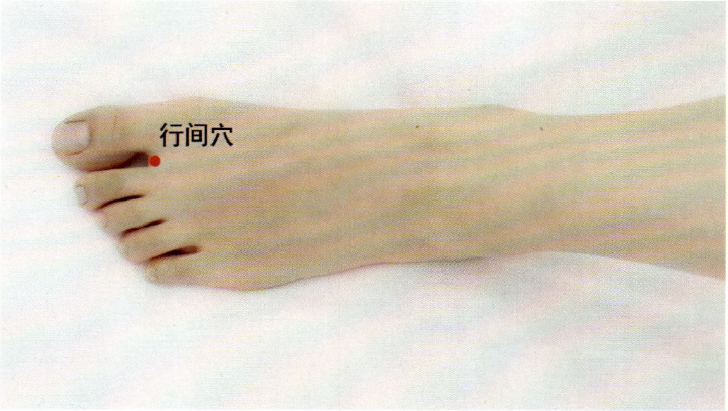

附图78　行间穴

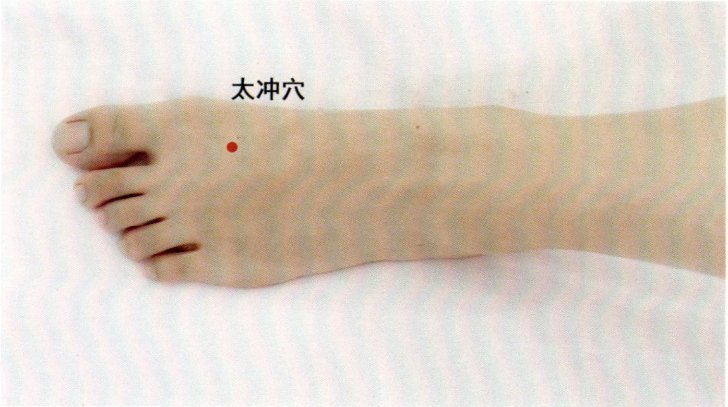

附图79　太冲穴

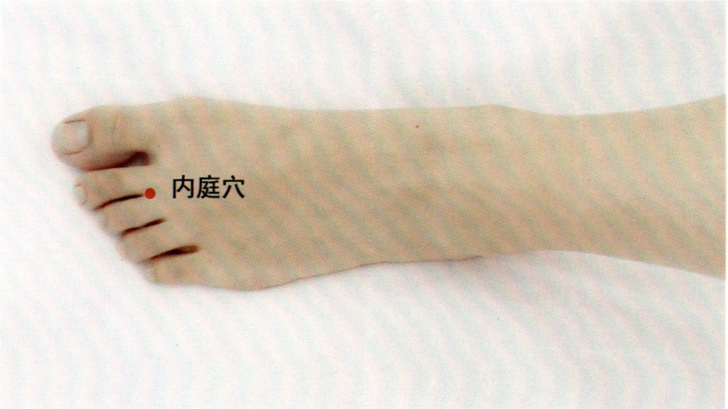

附图80　内庭穴

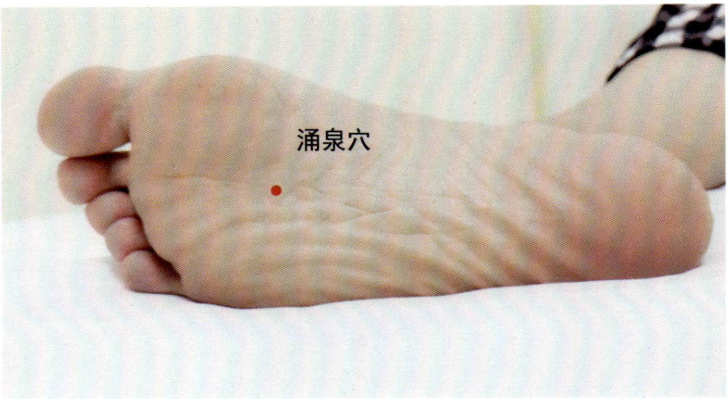

附图81　涌泉穴